Inhaltsverzeichnis

Intervallfasten für Einsteiger & Profis

Endlich erfolgreich abnehmen dank intermittierendes Fasten. Mit Kurzzeitfasten Fett verbrennen am Bauch & Körper! Inkl Rezepte und 16 8 / 5 2 / 8/16 Methode!

2. Auflage

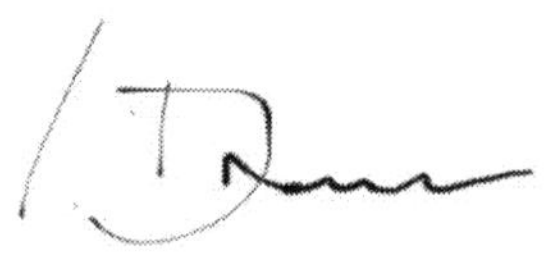

Einleitung

Jede Zeitschrift und jeder Abnehmblog im Internet versprechen dir, nun endlich die beste Diät gefunden zu haben, damit du wirklich und auf Dauer abnimmst. Aber wie viele Diäten hast du so schon ausprobiert? Und welchen Erfolg hattest du bisher damit? Wenn es dir wie den meisten Menschen geht, dann sind deine Abnehmversuche in der Vergangenheit wahrscheinlich eher gescheitert.

Deine Vorsätze sind gut, aber irgendwie funktioniert es dann doch nicht. Wir hoffen, du bist bereit, noch einen letzten Versuch zu machen. Denn wir sind sicher, dass dies dein letzter Versuch sein wird.

Welche Diät ist denn das? Eigentlich gar keine Diät, sondern eine Ernährungsumstellung, die Intervallfasten heißt, eine Methode, die noch vor einigen Jahren recht unbekannt war, mittlerweile aber immer beliebter wird. Sie verspricht uns, Gewicht zu verlieren ohne Jo-Jo-Effekt und ohne zu leiden und dabei noch gesünder zu leben.

Das klingt toll, aber was ist dran? Erfahre hier, wie es geht und was du erwarten kannst.

Das Intervallfasten kannst du unter verschiedenen Namen in der Literatur finden: intermittierendes, alternierendes oder periodisches Fasten und Kurzzeitfasten. Aber es ist immer das Gleiche: eine Fastenmethode, mit der du gesund abnehmen kannst und die dir zusätzlich viele Vorteile für deine Gesundheit bietet, dir aber nicht das Gefühl gibt, schon wieder eine Diät zu machen.

Das Wort „intermittierend" stammt vom lateinischen *intermittere* ab und bedeutet unterbrechen oder aussetzen. Und genau das wird beim intermittierenden Fasten gemacht. Die Fastenzeiten werden durch mehr oder weniger kurze Essenszeiten unterbrochen. Es ist also kein echtes Fasten und man kann in den Essenszeiten auch normal weiteressen.

Bevor du mit dem Intervallfasten beginnst, erfahre hier, welche verschiedenen Methoden es gibt, welche Fehler oft gemacht werden und wie du die besten Erfolge verzeichnen kannst.

Zusätzlich geben wir dir im letzten Teil des Buches viele tolle Rezepte an die Hand, die es dir erleichtern sollen, das Fasten durchzuführen und dein Wunschgewicht zu erreichen.

Die Menschen und ihre Figur – Was ist eine gute Figur?

Das Thema unserer Figur hat in den letzten Jahrzehnten einen hohen Stellenwert eingenommen. Mehr als 90 % der Frauen beschäftigen sich heutzutage täglich mit dem Thema ihrer Figur, aber mittlerweile sind es auch immer mehr Männer, die sich um ihre Figur sorgen, und schon mehr als 30 % der Kinder.

Aber das Konzept der Idealfigur hat sich im Laufe der Zeit gewandelt. Wenn wir in die Antike zurückblicken, waren eher üppige und rundliche Figuren das Schönheitsideal. Das können wir auf den Gemälden jener Zeit noch gut nachvollziehen. Später war die Idealfigur dann eher schlanker, bis sie vor einigen Jahrzehnten superschlank wurde.

Heute hat sie sich bei normal schlank eingependelt. Aber richtiges Übergewicht wurde wohl nie besonders geschätzt.

Aber was ist eigentlich Übergewicht?

Übergewicht wird als übermäßige Fettablagerung im Körperfettgewebe definiert. Eine übliche Form, es zu messen und die auch die WHO (Weltgesundheitsorganisation) verwendet, ist der *Body Mass Index* (BMI). Hierzu wird das Körpergewicht mit der Körpergröße verglichen: kg/m^2. Wer einen BMI von 25 - 29.99 hat, ist übergewichtig, und wer einen BMI von 30 oder mehr hat, ist fettleibig.

Ein Beispiel: Wenn du 80 Kilo wiegst und 1,65 m groß bist, hast du einen BMI von $80/1{,}65^2$, also 29,38, das heißt, du bist gerade noch im Bereich der Übergewichtigen.

Etwa ein Drittel der Weltbevölkerung leidet unter Übergewicht und fast ein Zehntel ist fettleibig, trotz unserer heute besseren Kenntnisse über die Ernährung und die Gesundheit und eines gesteigerten Bewusstseins dafür. Die Fettleibigkeit hat sich seit 1980 weltweit etwa verdoppelt.

Warum machen wir Diäten?

Wir Menschen sind verschieden, und daher gibt es auch verschiedene Beweggründe, eine Diät zu machen. Einige Menschen machen sie aus optischen Gründen, also um schlanker auszusehen, andere machen sie mehr aus dem Grund, um etwas für ihre Gesundheit zu tun und sich fitter zu fühlen. Auf jeden Fall bedeutet eine Diät immer, einige Kilos zu verlieren.

Warum eine gute Figur heutzutage so wichtig ist

Was bedeutet es, eine gute Figur zu haben? Nun, vorweggesagt, Übergewichtige sind im Nachteil in unserer Gesellschaft. Sie sind weniger attraktiv als Partner und Freunde für die meisten Menschen, haben es schwerer, einen Job zu bekommen und diesen zu behalten, und haben viele andere Nachteile, nicht zu vergessen auch bei der Kleidung.

Es hat also Vorteile, schlank zu sein. Warum? Schlank wird gleichgesetzt mit attraktiv und schön, und schlanke Menschen fühlen sich auch attraktiver, selbstbewusster und mit einer besseren inneren Ausstrahlung. Und daher gibt es immer auch immer mehr Fitnessstudios und neue Diäten, und wir achten immer mehr auf das, was wir essen.

Die Frage ist, macht es wirklich glücklich, schlank zu sein? Denn wenn ich mich jedes Mal schlecht fühle, weil ich ein Stück Torte gegessen habe und mich dafür nachher bestrafe, indem es bei der nächsten Mahlzeit nichts mehr zu essen gibt oder nur noch ein Salatblatt, dann bedeutet dann nur viel Opfern und eine große Selbstdisziplin. Aber Glücklichsein?

Was macht uns dann glücklich? Der Blick in den Spiegel, aus dem uns eine gute Figur anlacht. Oder die Komplimente anderer, die uns attraktiv finden. Ja, das ist so, und das sollten wir auch so akzeptieren. Wenn der Weg dahin aber ein Leidensweg ist, lohnt sich das Resultat eigentlich nicht mehr. Wir sollten also lieber bewusst leben und auch ruhig mal das essen können, worauf wir Lust haben. Selbst, wenn wir dann nachher etwas joggen müssen.

Wir sollten uns also vor allem mit unserem Gewicht wohlfühlen. Wenn es das Ergebnis von Essstörungen und ständigem Diätverhalten ist, bringt es auch Probleme für die Gesundheit, und das ist nichts Wünschenswertes.

Eine gute Figur alleine macht nicht glücklich!

Was bedeutet Übergewicht für die Gesundheit?

Was vor einigen Jahrzehnten noch kein großes Problem war, ist heute eine Volkskrankheit geworden: das Übergewicht. In Deutschland sind 59 % der Männer und 37 % der Frauen laut Pressemitteilung übergewichtig, in den USA sind es etwa zwei

Drittel der Bevölkerung, wovon die ca. die Hälfte fettleibig ist, also im oberen Bereich des Übergewichtes liegt.

Wer Übergewicht verliert, läuft auch weniger Gefahr, verschiedene Krankheiten zu bekommen. Es ist also vorteilhaft für die Gesundheit und das allgemeine Wohlbefinden, die Kalorienaufnahme zu reduzieren, wenn wir Übergewicht haben.

Schon eine fünfprozentige Reduktion des Übergewichtes bedeutet eine Verringerung der Blutfettwerte, des Insulin- und Glukosespiegels im Blut und eine Verbesserung des Blutdrucks, alles Krankheiten, die Folgen des Übergewichtes sind.

Dabei ist das viszerale Fett am gefährlichsten für unsere Gesundheit, also das Fett, das unseren Taillenumfang erhöht und sich im Bauchbereich zwischen den Organen ablagert. In der Literatur wird diese Körperform auch Apfelform genannt. Dagegen sind die Personen, die zu einer Birnenform neigen, nicht so gefährdet. In diesem Fall befindet sich das Körperfett vor allem am Po und auf den Hüften.

Zusammenfassung

Egal, welcher dein Beweggrund ist, abzunehmen, du bist in guter Gesellschaft. Wichtig ist, dass du dich, bevor du mit dem Abnehmen beginnst, etwas näher über das Thema der Diäten informierst.

Welche Diäten gibt es?

Im Großen und Ganzen können wir zwischen zwei Arten von Diäten unterscheiden. Alle versprechen uns viele Wunder, aber, um es gleich vorwegzunehmen, nur wenige können diese Versprechen halten.

Zum einen kennen wir die sogenannten Crash-Diäten, die uns spektakuläre Resultate in kürzester Zeit versprechen. Diese Diäten sind alles andere als angenehm, haben häufig einen sehr strengen Ernährungsplan, wir können damit aber oft wirklich kurzfristig etliche Pfunde verlieren, jedoch haben wir sie meist nachher auch genauso schnell wieder drauf, bedingt durch den bekannten Jo-Jo-Effekt. Und meist fehlen uns bei ihnen wertvolle Nährstoffe, da wir uns sehr einseitig ernähren, und wir fühlen uns häufig während der Diät auch lustlos und schlapp. Diese Diäten sollten wir uns und unserer Gesundheit nicht antun.

Besser ist da die zweite Gruppe von Diäten, die eine Ernährungsumstellung beinhaltet, die für unsere Gesundheit langfristig förderlich ist. Zwar verlieren wir hier nicht so schnell die überflüssigen Pfunde, aber dafür verschwinden sie nachhaltig und ohne Risiken für unsere Gesundheit, und das ist wichtiger.

Die bekanntesten Vertreter dieser Ernährungsformen – denn das sind sie eher als Diäten – sind die folgenden:

Low Carb Kost: Bei dieser Ernährungsform vermeidest du den Verzehr von zu vielen Kohlenhydraten, vor allem den einfachen wie Zucker und Weißmehl. Stattdessen wird frische und nährstoffreiche Nahrung vorgezogen.

Vegetarische Kost: Dies ist wahrscheinlich die Bekannteste. Du verzichtest auf Fleisch und Fisch.

Vegane Ernährung: Hierbei handelt es sich nicht nur um einen Ernährungsstil, sondern um eine Lebensweise. Du verzichtest vollständig auf Produkte tierischen Ursprungs, also nicht nur in der Nahrung (Fisch, Fleisch, Milchprodukte, Eier, Honig, etc.), sondern auch zum Beispiel auf Lederwaren, Wolle, etc.

Paleo Ernährung: Diese Ernährungsform will die Ernährung der Jäger und Sammler nachahmen und verzichtet auf prozessierte Lebensmittel. Sie beinhaltet unverarbeitete und nährstoffreiche Lebensmittel.

Intervallfasten: In die zweite Gruppe der „Diäten" fällt auch das Intervallfasten. Wir verzichten dabei nicht auf Nahrung, sondern verlängern den essensfreien Zeitraum zwischen den Mahlzeiten. Genaueres lernst du im Folgenden.

Bleiben wir also bei den Vertretern der zweiten Gruppe, die eine Ernährungsumstellung bedeutet.

Welche ist die beste Diät?

Das ist eine gute Frage, die immer wieder gestellt wird. Wenn du die Frage in Chats und Foren stellst, wirst du immer wieder andere Antworten bekommen. Das hilft dir nicht viel. Die Antwort ist: Es gibt nicht DIE beste Diät.

Und das ist auch eigentlich klar, wenn man darüber nachdenkt. Denn jeder Mensch ist anders: sein Körper, seine Lebensweise, seine Vorlieben und seine Notwendigkeiten und Beweggründe, warum er eine Diät machen will. Das müssen wir miteinbeziehen.

Nicht jeder kann zum Beispiel einen strengen Diätplan während seiner Arbeitszeit durchziehen oder möchte auch nicht auf viele Lebensmittel verzichten. Aber die gute Nachricht ist: Es gibt für alle eine Lösung.

Welche ist die richtige Diät für dich?

Wenn du deine Ernährung umstellen willst (wozu wir dir raten, wenn du abnehmen willst), dann solltest du die folgenden Gesichtspunkte in deine Entscheidung mit einbeziehen:

- deine Ausgangs- und Lebenssituation: Jeder sollte die Methode des Fastens wählen, die zu seinen Gewohnheiten passt. Wer zum Beispiel viel unterwegs ist, hat es vielleicht nicht so leicht, einen Fastenplan durchzuziehen.
- deine Arbeitssituation: Wer im Büro oder in einem Gewerbe arbeitet, kann vielleicht nicht die Zeit so frei einteilen wie jemand, der zu Hause ist. Auch spielt dein Stresspegel eine Rolle.
- deine verfügbare Zeit: Wer wenig Zeit hat, für den wird es schwieriger sein, auf eine gesunde Ernährung zu achten. Aber nichts ist unmöglich.
- deine Familiensituation: Wer Kinder und/oder einen Partner hat, muss auch dies mit in seine Überlegungen einbeziehen. Welche Speisen kann man für alle zubereiten? Denn man will ja nicht immer zweimal kochen oder zu verschiedenen Zeiten essen.
- dein Einkommen: Einige Diäten können auf Dauer ganz schön teuer werden, da wir ganz bestimmte Lebensmittel benötigen.
- dein Umfeld: Welche Lebensmittel bekommst du ohne große Probleme bei dir in der Nähe?

- deine Verträglichkeit: Wer zum Beispiel Probleme mit Laktose oder Gluten hat, der kann verschiedene Diätpläne gar nicht durchführen.
- deine Präferenzen: Welche Lebensmittel magst du nicht? Diese sollten nicht Bestandteil deiner Diät sein.. Oder welche magst du besonders gerne? Darauf willst du wahrscheinlich nicht längere Zeit verzichten wollen. Denn sonst macht eine Diät keinen Spaß mehr und, wenn sie zum Zwang wird, wirst du sie nicht lange durchhalten.

Nachdem du diese Punkte überdacht hast, wird dir sicher klar, dass es nicht die EINE Diät gibt, sondern viele Methoden, die helfen können, gesund abzunehmen. So, wie es verschiedene Lebensmittel in den unterschiedlichen Teilen der Welt gibt, so gibt es auch verschiedene gesunde Ernährungsweisen. Wenn dir jemand etwas Anderes erzählen will, hör am besten gar nicht zu.

Einige Tatsachen über unsere Ernährung und unser Gewicht

Wenn du etwas mehr darüber erfahren willst, wie wir funktionieren und warum wir unser derzeitiges Gewicht haben, dann lies weiter.

Hör auf, dich zu stressen!

Wie viele Diäten hast du schon ausprobiert, und, wenn du dies hier gerade liest, wahrscheinlich auch ohne viel Erfolg? Du hast die überflüssigen Pfunde langsam mit der Zeit angesammelt, und so solltest du sie auch wieder loswerden, zumindest, wenn du das neue Gewicht beibehalten willst. Wir glauben, unsere Umwelt kritisiert uns wegen unseres Übergewichtes, aber im Grunde genommen sind wir selbst unsere schlimmsten Kritiker. Damit wollen wir nicht sagen, dass dir dein Übergewicht nun egal sein soll, aber versteh es als ein langfristiges Ziel. Dann ist es machbar. Und unsere Fastenpläne weiter unten helfen dir dabei.

Und auch im anderen Sinne verbanne den Stress aus deinem Leben. Ständiger Stress macht auch dick!

Eine einfache Kalorienrechnung

Über den Tag verteilt nehmen wir verschiedene Mengen an Kalorien zu uns, und manchmal sind wir uns dessen nicht einmal bewusst. Eine Umfrage hat gezeigt, dass die meisten übergewichtigen Menschen glauben, dass sie erheblich weniger Kalorien zu sich nehmen, als sie es wirklich tun. Ein kleiner Snack hier, etwas Naschen da, und abends vor dem Fernseher noch eine Handvoll Nüsse und ein oder zwei Bier. Wenn wir alles zusammen rechnen, kommt dabei so einiges zusammen.

Auf der anderen Seite verbrennen wir Kalorien, auch den ganzen Tag lang und sogar über Nacht, wenn wir schlafen. Die Bilanz beider Werte ist es, die uns zunehmen oder abnehmen lässt. Wenn die

Kalorienbilanz negativ ist, wir also mehr Kalorien verbrennen als wir aufnehmen, dann wird Fett abgebaut. Wenn die Kalorienbilanz positiv ist, werden Fettpolster angelegt. So einfach ist das!

Die Hebel bei der Kalorienbilanz

Wir wissen nun, dass unser Körper Kalorien (=Energie) verbraucht, um zu funktionieren. Also muss er zwangsläufig auch Kalorien aufnehmen. Aber wie viele verbrauche ich täglich? Wie kann ich das erfahren?

Unser Kalorienverbrauch setzt sich, grob gesagt, aus zwei Größen zusammen:

Gesamter Energieverbrauch = Grundumsatz + Leistungsumsatz

Sehen wir uns zunächst den Grundumsatz an, der auch Ruhestoffwechsel genannt wird. Das ist die Energie, die unser Körper verbraucht, um uns am Leben zu erhalten, ohne aber etwas Weiteres zu tun. Jede Funktion unseres Körpers benötigt Energie, und der Grundumsatz gibt uns an, wie viel wir verbrauchen, wenn wir uns nur ganz ruhig und mit nüchternem Magen hinlegen und 24 Stunden nichts weiter tun. Dieser Wert liegt bei 1.200 bis 1.800 Kalorien pro Tag, und an ihm können wir nicht viel ändern. Er variiert nur bedingt durch das Alter, das Gewicht, die Größe und das Geschlecht.

Männer verbrauchen mehr als Frauen. Im Alter verbrauchen wir normalerweise weniger, und mehr Muskeln und mehr Gewicht bedeuten auch mehr Energieverbrauch. Formeln zur Berechnung kannst du im Internet finden. Diese Kalorienmenge ist ein absolutes Minimum, sonst bekommt unser Körper Probleme.

Aber natürlich liegen wir nicht den ganzen Tag im Bett, ohne etwas zu tun. Und dann kommt der zweite Wert der Gleichung oben, der Leistungsumsatz, zum Tragen. Er setzt sich wie folgt zusammen:

Leistungsumsatz =Energieverbrauch für die Verstoffwechselung der aufgenommenen Nahrung + Energieverbrauch durch Aktivität

Zum Einen benötigt unser Körper Energie für die Essensaufnahme und Verstoffwechselung. Da dieser Wert von der Art und Menge der aufgenommenen Nahrung abhängt, kann man etwa 10 % der Gesamtkalorienzufuhr hierfür ansetzen.

Mehr macht der aktivitätsbedingte Energieverbrauch aus. Es ist klar, dass, wer sich mehr bewegt, mehr Kalorien verbrennt. Und hierzu zählt die bewusste Bewegung wie Sporttreiben, aber vor allem die unbewusste Bewegung wie Herumlaufen, Stehen, Treppensteigen, etc. Wer Sport treibt, verbrennt im Schnitt etwa 400 Kalorien pro Stunde. Durch die unbewusste Bewegung (auch Herumzappeln zählt dazu) verbrennen wir im Durchschnitt ca. 25 % unserer gesamten aufgenommenen Kalorien. Ein aktiver Mensch kann aber bis auf 50 % kommen, und bei einem auch in der Freizeit eher sitzenden Menschen können es nur 15 % sein.

Die Summe beider Größen, Grundumsatz und Leistungsumsatz, ergibt also unseren Gesamtenergieverbrauch pro Tag.

Auf der anderen Seite unserer Kalorienbilanz befinden sich die Kalorien, die wir aufnehmen. Viele Personen fangen nun an, diese genau zu zählen. Das kann man machen, wenn man einmal wirklich genau wissen möchte, was man so alles isst und wie viele Kalorien das insgesamt hat. Aber Kalorienzählen stresst auf Dauer. Es gibt auch Apps dafür, wo wir nur jedes Mal, wenn wir etwas essen oder trinken, eingeben, was und wie viel es war, und am Ende des Tages spuckt uns die App das Ergebnis aus, wenn wir ehrlich waren mit unserer Eingabe. Um uns dieser Summe einmal bewusst zu werden, ist das Kalorienzählen in Ordnung. Denn, wenn du abnehmen willst, solltest du ein Kaloriendefizit von 300 – 500 Kalorien pro Tag haben, und umgekehrt übrigens, wenn du zunehmen willst. Mehr ist nicht gut, denn dann wirst du wahrscheinlich zu viel Hunger haben und dich unwohl fühlen und der Jo-Jo-Effekt tritt ein.

Aber du musst noch etwas Anderes bedenken. Unser Körper reagiert nicht sofort auf unsere Kalorienreduktion oder -erhöhung. Sonst würden wir ja gleich mehr Fett ansetzen, wenn wir mal einen Tag richtig üppig gegessen haben. Es dauert ein bisschen, bis unser Körper reagiert. Und jeder Körper funktioniert anders. Versuche, deinen Körper kennenzulernen.

Für denjenigen, für die das Kalorienzählen auf Dauer lästig ist (und das sind wahrscheinlich die meisten), lohnt es sich, etwas über gesunde Ernährung zu lernen. Denn gesunde Ernährung hat auf der einen Seite weniger Kalorien als zum Beispiel prozessierte Lebensmittel und auf der anderen Seite tut sie unserer Gesundheit auch mehr gut, denn sie hat mehr Nährstoffe.

Wenn du etwas mehr darauf achtest, was du isst, dann wird sich deine Kalorienbilanz auf ganz natürliche Weise in Richtung Gleichgewicht bewegen. Und unser Körper versteht auch die Signale, dass wir abnehmen wollen. Wir dürfen uns nur nicht mit dem Thema stressen. Richte dein Augenmerk auf ein gesundes Gewicht und einen gesunden Körper und nicht auf dein Übergewicht.

Was ist also die beste Diät für dich?

Was wir dir empfehlen, ist eine Ernährungsumstellung, die dir langfristige Resultate bringt. Welche Umstellung du nun für dich auswählst, das ist einzig und alleine deine Entscheidung. Und bei dieser Entscheidung kommen verschieden Gesichtspunkte ins Spiel, die wir schon oben genannt haben. Solange du dich gesund ernährst und ein Kaloriendefizit erzielst, wirst du auf Dauer abnehmen.

Das Wichtigste ist, dass du die Ernährungsumstellung auch langfristig ohne große Probleme durchhalten kannst. Und das ist für jeden Menschen anders. Was für deinen Kollegen funktioniert, muss nicht auch zwangsläufig für dich die gleichen Resultate bringen.

Wir empfehlen dir hier das Intervallfasten. Warum, das wirst beim Lesen dieses Buches noch genauer verstehen. Es hat viele Vorteile.

Die Entstehung des Intervallfastens

Das Intervallfasten ist die Ernährungsform, die wohl der natürlichen Lebensweise des Menschen am nächsten kommt. Wenn wir etwas in der Zeit zurückdenken, erinnern wir uns, dass unsere Vorfahren als Jäger und Sammler normalerweise nicht dreimal am Tag Nahrung zur Verfügung hatten. Oft gab es nur eine Mahlzeit täglich, und manchmal auch gar nichts. Wenn nichts gefangen oder geerntet wurde, war also zwangsweise Fasten angesagt, und die nächste Mahlzeit wurde mit leerem Magen gejagt oder gesucht. Unsere Vorfahren hatten nicht die Möglichkeit, einfach den Kühlschrank aufzumachen, der heutzutage in den Industrieländern immer gut gefüllt ist, um zu jeder Tag- und Nachtzeit Essen zur Verfügung zu haben.

Der Trend des Intervallfastens basiert auf dieser Erkenntnis und kommt aus Nordamerika. Wenn wir bedenken, dass wir in unserer modernen Zeit nicht nur den Kühlschrank voller leckerer Sachen haben, sondern meist auch rund um die Uhr, also 24 Stunden am Tag, Supermärkte finden, die uns gerne etwas verkaufen wollen, dann verstehen wir auch besser, warum wir immer mehr essen und jedes Mal mehr Menschen unter Gewichtsproblemen leiden. Denn wir greifen auf dieses reichhaltige Angebot leider allzu oft zurück. Und niemand denkt da mehr ans Fasten.

Aber Fasten tut uns keinen Schaden, ganz im Gegenteil. Es ist gut für unsere Gesundheit und macht uns widerstandsfähiger gegen viele Zivilisationskrankheiten.

Vielleicht denkst du nun: Warum sollte ich fasten, wenn ich nicht mehr in der Steinzeit lebe und immer ausreichend gutes Essen zur Verfügung habe? Die Antwort ist einfach: Unsere Zivilisation hat große Fortschritte gemacht, aber der menschliche Körper ist immer noch mehr oder weniger der gleiche und reagiert daher negativ auf den Nahrungsüberschuss.

Wir kommen auf dieses Thema weiter unten nochmals zurück.

Was ist Intervallfasten dann genau?

Das Konzept des Fastens kennen die Meisten, auch wenn es sich nicht gerade attraktiv anhört. Es wird in verschiedenen Religionen praktiziert, wie zum Beispiel in der katholischen Religion in der Fastenzeit vor Ostern, aber auch im Judentum und im Islam ist es üblich. Denken wir nur einmal an den Ramadanmonat des Islam, während dem nur zwischen Sonnenuntergang und Sonnenaufgang des folgenden Tages gegessen werden darf, das heißt, über Tag gibt es nichts zu essen und zu trinken. Und Studien haben gezeigt, dass es niemandem schadet.

Im Prinzip hat sich gezeigt, dass eine Ernährungsweise mit regelmäßigen Mahlzeiten und nahrungsfreien Zeiten zwischendurch unserer Gesundheit und unserer Figur guttut. Das intermittierende Fasten basiert auf dieser Idee. Es ist eine unkomplizierte Methode, um überflüssiges Fett an den Problemzonen auf Dauer zu verlieren und gleichzeitig viel für unsere Gesundheit zu tun.

Wie schon oben gesagt, das Intervallfasten ist unter verschiedenen Begriffen in der Literatur und dem Internet zu finden. Es heißt auch Kurzzeitfasten oder intermittierendes Fasten. 8-Stunden-Diät oder

5:2 Diät (je nach Methode), aber auch die englischen Namen wie Intermittent Fasting und andere werden genannt.

Aber alle meinen das Gleiche, mehr als eine Diät eine unkomplizierte Art, gesund zu leben.

Wie funktioniert Intervallfasten?

Einfach gesagt wechseln wir Perioden des Fastens mit Perioden des Essens ab, wobei die Fastenperioden nicht sehr lang sind und der Rhythmus je nach Methode konstant bleibt. Normalerweise wird die Zeit zwischen dem Abendessen und der ersten Mahlzeit am nächsten Tag, in der wir schlafen, mit in die Fastenphase einbezogen. So spürt man sie nicht einmal besonders.

In der Fastenphase darf man Wasser, ungesüßten Tee und schwarzen Kaffee trinken, denn die Flüssigkeitsaufnahme ist wichtig.

Es gibt verschiedene Varianten des Intervallfastens, auf die wir im Folgenden detailliert eingehen werden.

Die verschiedenen Fastenmethoden

Hier werden wir dir die verschiedenen Alternativen des intermittierenden Fastens und eine andere Fastenmethode vorstellen. Die beliebteste Form des Intervallfastens ist sicherlich die 16:8 Methode, besonders für Einsteiger, da sie sehr einfach in unseren Alltag zu integrieren ist. Aber es existieren auch andere Formen, die wir dir hier zeigen wollen, sozusagen für Fortgeschrittene.

Im Allgemeinen kann man zwei Arten von Intervallfasten Methoden unterscheiden, je nachdem, in welchem Zeitraum gefastet wird: täglich oder stündlich.

Stundenweises Fasten

Dieses sind die bekanntesten und am häufigsten verwendeten Intervallfasten Methoden. Sie haben alle gemein, dass sich ihr Fasten- und Essrhythmus innerhalb von 24 Stunden jeweils wiederholt. Sie sind eine leichtere Version des Fastens.

Intervallfasten mit der 16:8 Methode

Bei dieser Methode (auch *Leangains* genannt) verlängerst du einfach die Zeit zwischen den Mahlzeiten. Normalerweise ist diese essensfreie Zeit zwischen dem Abendessen und der ersten Mahlzeit des nächsten Tages. Dadurch, dass du die Schlafenszeit in die Fastenperiode integrierst, spürst du das Fasten weniger. Du fastest also während 16 Stunden und isst in den nächsten acht Stunden. Die meisten Personen lassen dafür das Frühstück ausfallen. Das ist aber nicht zwangsweise so.

Es gibt Varianten dieser Methode:

Intervallfasten mit der 18:6 Methode

Man kann die Fastenperiode zum Beispiel auf 18 Stunden verlängern, dann isst man nur noch während 6 Stunden. Wenn man sich an den Rhythmus der 16:8 Methode schon gewöhnt hat, ist das eine etwas gesteigerte Form.

Intervallfasten nach der 20:4 Methode

Bei dieser Variante werden noch zwei Stunden täglich mehr gefastet: 20 Stunden insgesamt und während vier Stunden darf gegessen werden. In der Literatur ist diese Methode auch als Warrior-Diät bekannt geworden.

Man kann bei diesen Variationen bis zur strengsten Form vom 21:3 Fasten gehen.

Tageweises Fasten

Bei diesen Fastenmethoden bauen wir grundsätzlich ganze Tage des Fastens in unseren Wochenablauf ein. An diesen Tagen kann entweder nur wenig gegessen werden oder aber gar nichts. Das hängt von der Methode ab.

Die bekannteste ist sicher die 5:2 Methode. Andere sind das Alternate Day Fasting und die Every Other Day Diät, die sich relativ ähnlich sind, und das Eat Stop Eat Prinzip.

Aber sehen wir sie uns der Reihe nach an.

Intervallfasten nach der 5:2 Diät

Eine bekannte Variante des Intervallfastens ist diese Methode, bei der an fünf Tagen der Woche normal gegessen wird, also ohne zu fasten, und an zwei kompletten Tagen der Woche gefastet wird. Diese Fastentage sollten nicht aufeinanderfolgen. Übliche Fastentage sind zum Beispiel Montag und Donnerstag oder Dienstag und Freitag, oder ein Fastentag am Wochenende. Während dieser Fastentage sind Wasser und ungesüßte Tees erlaubt. Andererseits bedeutet das Fasten während dieser beiden Tage nicht, dass man absolut nichts an Nahrung zu sich nimmt. Frauen können bis zu 500 Kalorien täglich aufnehmen und Männer sogar 600. Mit den passenden Rezepten sollte man also keine Angst vor starken Hungerattacken haben.

Der Name 5:2 Diät stammt von Dr. Michael Mosley, der dieser Fastenmethode in der bekannten Version zur Popularität verholfen hat.

Es gibt auch strengere Varianten des Intervallfastens. Mit ihnen wird besonders in der Forschung experimentiert.

24-Stunden-Fasten

Hierzu gehören das *Every Other Day Fasting* und die Eat Stop *Eat* Methode.

Alternate Day Fasting

Bei dieser Methode fastet man nach einer 36:12 Regel.

Heilfasten

Dies ist eine andere Form des Fastens, die wir nur der guten Ordnung halber hier erwähnen. Es ist kein Intervallfasten mehr. Die Idee dieser Fastenform ist, den Körper einmal gut zu entgiften und zu entschlacken.

Dazu wird zuerst eine Darmentleerung gemacht und danach gibt es zum Beispiel eine Saftkur oder eine andere Detoxkur. Diese Art des Fastens wird normalerweise zweimal pro Jahr oder quartalsweise durchgeführt.

Du solltest dir die Fastenmethode aussuchen, die am besten zu deinem Lebensstil passt.

Im Folgenden gibt es Details und Anleitungen zu den bekanntesten und am häufigsten verwendeten Fastenplänen.

Anleitungen für das Intervallfasten

Hier bekommst du detaillierte Information über die wichtigsten Formen des Intervallfastens. Mit diesen Anleitungen lernst du, wie du am besten mit den verschiedenen Intervallfastenplänen umgehst und welches der beste für deinen Alltag ist. So wird Fasten viel einfacher.

16:8 Methode

Bei dieser Form des Kurzzeitfastens wird also 16 Stunden am Tag an einem Stück gefastet und in den restlichen acht Stunden darf man essen. Daher wird sie auch 8-Stunden-Diät genannt. Diese einfache Routine, die du täglich machst, hat auf Dauer sehr positive Auswirkungen auf unsere Gesundheit. Und diese Art des Fastens ist in Wirklichkeit keine Diät, sondern eher eine gesunde Ernährungsumstellung, die du für den Rest deines Lebens beibehalten kannst und die dir auch hilft, deinen Körper zu entschlacken und zu entgiften. Das bedeutet aber nicht, dass du damit nicht abnehmen wirst. Im Gegenteil: Der Gewichtsverlust wird kurzfristig nicht so dramatisch sein, aber dafür halten die Resultate auch langfristig an.

Dieses ist sicher die unkomplizierteste, bekannteste und beliebteste Methode des intermittierenden Fastens, die auch von Anfängern daher gerne gewählt wird.

Wie funktioniert das 16:8 Fasten genau?

Bei dem 16:8 Fastenrhythmus legst du ein Fastenfenster pro Tag von 16 Stunden am Stück ein und ein Essensfenster von 8 Stunden. Wir verringern also die Zeit des Tages, während der wir essen. Das klingt vielleicht auf Anhieb nach einer langen Zeit ohne Essen, aber normalerweise schließt du die Nachtruhe in das Fastenfenster mit ein, sodass es dir gar nicht mehr so lang vorkommt und du das Fasten kaum merkst. Du fastest damit also in den nächsten Tag hinein.

Dabei kann sich jeder aussuchen, welches seine Essensphase sein soll. Für die meisten Menschen hat sich als Essensphase die Zeit von 10 Uhr morgens bis 18 Uhr abends als praktisch erwiesen, aber das muss nicht so sein. Jeder sucht sich seine passende Zeit aus, die er dann aber auch möglichst beibehalten sollte. Am Anfang kann man aber ruhig erst ein bisschen ausprobieren. Optimal ist es, das Frühstück morgens ausfallen zu lassen, aber auch das ist nicht zwingend. Warum das so ist, erklären wir dir gleich.

Vielleicht sagst du jetzt, dass du bestimmt Hunger haben wirst, wenn du gewohnt bist zu frühstücken und es nun ausfallen lassen sollst, aber unser Körper gewöhnt sich schon nach gut einer Woche daran, und du hast dann morgens keinen Hunger mehr. Um den anfänglichen Hunger weniger zu spüren, kannst du Wasser, ungesüßten Tee oder schwarzen Kaffee trinken. Das hilft!

Wenn wir normal essen, also nicht fasten, sind wir üblicherweise den ganzen Tag mit Essen beschäftigt, auch wenn wir es meist gar nicht bemerken. Wir empfinden es sogar als Stress, wenn wir mal nichts zu essen in Reichweite haben. Aber durch diese ständige Nahrungsaufnahme nehmen wir nicht nur langsam aber sicher zu, sondern unser Verdauungssystem wird auch konstant mit der Nahrungsaufnahme und -verwertung beschäftigt. Dadurch kommen andere Körperfunktionen zu kurz, wie zum Beispiel die Zellerneuerung und Entgiftung. Beim 16:8 Fasten geben wir unserem Körper ausreichend Ruhepausen, damit er diese Aufgaben durchführen kann.

Schon nach einer Woche 16:8 Fasten werden wir spüren, wie positiv unser Körper auf die Ernährungsumstellung reagiert. Wir fühlen uns leichter und wohler, und wir haben mehr Energie. Und das alles mit nur einer Anpassung unserer Essenszeiten! Denn niemand hat dir gesagt, du solltst weniger essen!

Wer Probleme hat, gleich mit 16 Stunden Fasten zu beginnen, kann auch erst einmal mit 14 oder 12 Stunden essensfreier Zeit einsteigen, also einem 14:10 oder 12:12 Intervallfasten und die Länge seiner Fastenzeit dann langsam steigern. Aus unserer Erfahrung wissen wir, dass dies vielen Anfängern geholfen hat, sich langsam an das Fasten zu gewöhnen. Häufig wird daher mit der

14:10 Variante begonnen, denn auch bei 14 Stunden Fasten kann man bereits positive Erfolge verbuchen.

Das Intervallfasten 16:8 hilft uns also, gesünder und länger zu leben und auf einfache Art und Weise Gewicht zu verlieren. Dass etwas dran ist, sieht man schon daran, dass auch die Medizin und die Forschung auf diese Methode aufmerksam geworden sind.

Wenn du deinem Körper noch etwas beim Einstieg helfen willst, kannst du den Entgiftungs- und Entschlackungsprozess am Anfang noch durch geeignete Nahrungsmittel wie Säfte (in der Essensphase) und Tees unterstützen.

Das 16:8 Fasten im Überblick
Tagesrhythmus
• **16 Stunden Fasten pro Tag**
• **8 Stunden am Tag normal Essen ohne Kalorienzählen**

So machst du es richtig!

Im Folgenden präsentieren wir dir einige mögliche Pläne für das 16:8 intermittierende Fasten. Damit ist es halb so kompliziert.

Plan Nr. 1 für das 16:8 Fasten

Plan 1 ist ein Vorschlag, das Frühstück ausfallen zu lassen und das Essensfenster erst mit dem Mittagessen zur regulären Mittagszeit zu beginnen.

Das Essensfenster ist von 13:00 Uhr bis 21:00 Uhr (8 Stunden) und das Fastenfenster von 21:00 Uhr bis 13:00 des nächsten Tages (16 Stunden).

Uhrzeit	Fastenregel
8:00 Uhr	Aufstehen. Du bist noch im Fastenfenster, das du den Abend zuvor begonnen hast. Du isst daher nichts, darfst aber Wasser, schwarzen Kaffee und Tee ohne Zucker trinken. Auch warmes Wasser mit Zitrone tut auf den leeren Magen gut. Du verzichtest auf das Frühstück.
13:00 Uhr	Dein Essensfenster beginnt. Du isst dein **Mittagessen**, welches deine erste Mahlzeit heute ist. Das könnte ein leckeres Schnitzel mit Pommes und Salat sein. Oder ein Fischfilet mit Reis und Gemüse. Alles kein Problem, auch der Nachtisch nicht.
16:00 Uhr	Du nimmst einen **Imbiss** zu dir, denn du sollst ja nicht hungern. Etwas frisches Obst oder Gemüse oder ein Stück Kuchen sind jetzt sicher willkommen.
18:00 Uhr	Wie wäre es jetzt mit etwas frischer Luft? Ein Spaziergang täte dir bestimmt gut.

20:00 Uhr	Beginne rechtzeitig mit den Vorbereitungen für das Abendessen, denn um 21:00 Uhr solltest du es beendet haben.
20:30 Uhr	Zeit für dein **Abendessen**. Dies ist deine letzte Mahlzeit heute. Iss dich satt.
21.00 Uhr	Dein Essensfenster schließt sich. Ab jetzt isst du nichts mehr bis 13:00 Uhr am nächsten Tag. Wasser, Ingwertee oder grüner und schwarzer Tee und Kaffee, wenn du danach noch schlafen kannst, sind aber erlaubt.

Plan Nr. 2 für das 16:8 Fasten

Plan 2 ist für die, die das Frühstück nicht ausfallen lassen wollen oder können. Bei diesem Plan bekommst du alle drei Mahlzeiten: das Frühstück, das Mittagessen und das Abendessen.

Das Essensfenster ist von 10:00 Uhr bis 18:00 Uhr (8 Stunden) und das Fastenfenster von 18:00 Uhr bis 10:00 des nächsten Tages (16 Stunden).

Uhrzeit	Fastenregel
7:00 Uhr	Aufstehen. Du bist noch im Fastenfenster, das du den Abend vorher begonnen hast. Du isst daher nichts, darfst aber Wasser oder schon mal einen schwarzen Kaffee und Tee ohne Zucker trinken, bevor du deinen Tag beginnst.
10:00 Uhr	Dein Essensfenster öffnet sich. Deine erste Mahlzeit ist ein gutes **Frühstück**. Unser Vorschlag ist ein Vollkornbrötchen (gute Kohlenhydrate) mit Belag, wenn du im Büro bist, oder ein Rührei mit Speck (Eiweiß), wenn du zu Hause frühstückst. Dazu gibt es Kaffee, Tee, einen frisch gepressten Orangensaft oder was dir sonst gut schmeckt.
13:30 Uhr	**Mittagessen**. Egal, ob es in der Kantine oder zu Hause ist, lass es dir schmecken! Auch ein leckerer Nachtisch ist erlaubt.
15:30 Uhr	Zeit für einen kleinen **Snack**. Das könnte zum Beispiel ein Stück dunkle Schokolade sein. Die gibt Energie. Aber bitte nicht übertreiben!

16:30 Uhr	Wenn du etwas Sport treiben willst, wäre jetzt, vor der letzten Mahlzeit, ein guter Augenblick.
17:00 Uhr	Beginne mit den Vorbereitungen für dein Abendessen, damit du dein Essensfenster pünktlich schließt.
17:30 Uhr	Zeit für das **Abendessen**. Dies ist deine letzte Mahlzeit heute. Um 18:00 Uhr solltest du es beendet haben.
18.00 Uhr	Dein Essensfenster schließt sich für heute. Ab jetzt isst du nichts mehr bis 10:00 Uhr am nächsten Tag. Bitte nun auch keine Snacks mehr vor dem Fernseher verzehren! Aber Wasser, ungesüßter Tee und schwarzer Kaffee sind natürlich erlaubt.

Mit diesen zwei Beispielen hast du eine Idee bekommen, wie variabel dieser Fastenplan ist. Du kannst deine Zeiten frei wählen, und auch, ob das Frühstück ausfallen oder einhalten willst.

Welches ist die beste Zeit für das Fastenfenster?

Wie du schon oben an den Beispielen gesehen hast, kannst du im Prinzip dein Fasten- und Essensfenster so legen, wie es am besten in dein Leben passt. Du kannst also von 7-15 Uhr essen oder von 10-18 Uhr oder von 12-20 Uhr und jeweils den Rest der Zeit fasten, ganz wie du möchtest. Halte nur deine Zeitfenster konstant, wenn du erst einmal den für dich richtigen Rhythmus gefunden hast. Aber auch gelegentliche Ausnahmen sind kein Problem.

Du kannst frühstücken oder nicht oder das Abendessen ausfallen lassen. Aber das morgendliche Fasten hat einige Vorteile, auf die wir weiter unten bei den Vorteilen und im Kapitel über das Wachstumshormon noch eingehen werden.

Was ist in der Fastenperiode erlaubt und was nicht?

Diese Frage wird immer wieder gestellt, und die Antwort ist einfach: Wasser mit und ohne Kohlensäure und mit etwas Zitronensaft sind erlaubt, ebenso ungesüßter Tee und schwarzer Kaffee. Alle Getränke, die Kalorien haben wie Säfte, Softdrinks, Alkohol und Kaffee und Tee mit Zucker und Milch sind nicht erlaubt, und natürlich auch keine festen Nahrungsmittel.

Nahrungsergänzungsmittel sollten in der Fastenperiode nicht eingenommen werden. Wenn du Medikamente nehmen musst, besprich mit deinem Arzt, ob sie in der Fastenphase genommen werden können oder besser in der Essensphase, oder ob du evtl. dein Fastenfenster etwas verschieben musst.

Was ist in der Essensphase erlaubt?

In der Essensphase kannst du ganz normal deine Mahlzeiten, wie du es gewohnt bist, zu dir nehmen.

Für wen ist 16:8 Fasten geeignet?

Die 16:8 Fastenmethode ist völlig problemlos und daher für jeden geeignet, das heißt, für Anfänger, Fortgeschrittene, Sportler, Personen, die sich gesund ernähren wollen und Personen, die abnehmen wollen.

Es ist die Intervallfastenart, die die meisten Vorteile bietet. Lies hierzu bitte weiter unten eine ausführlichere Beschreibung.

Wie lange sollte man das intermittierende Fasten nach der 16:8 Methode durchführen?

Das Intervallfasten ist keine Diät im herkömmlichen Sinne, daher kannst du die Methode so lange durchführen, wie du möchtest, im Prinzip dein Leben lang, was sicher das Beste wäre. Wenn sich dein

Körper erst einmal an das periodische Fasten gewöhnt hat, fühlst du dich hervorragend!

Unsere Empfehlung ist, das 16:8 Fasten mindestens 8 Wochen durchzuziehen, damit du positive Ergebnisse verzeichnen kannst, am besten aber für immer.

Hilfreicher Tipp für das stundenweise Fasten

Unser Körper benötigt etwa 7-10 Tage, um sich an eine Umstellung zu gewöhnen. Wenn du also gewohnt bist, morgens zu frühstücken, und beschlossen hast, es wegen der gesundheitlichen Vorteile nun auszulassen, dann wird es am Anfang etwas schwerer sein. Aber nach maximal 10 Tagen sollte dieses morgendliche Hungergefühl verschwunden sein.

Erfahrungen und Fazit

Mit der 16:8 Methode kann eigentlich jeder abnehmen. Schlechte Erfahrungen hat auf jeden Fall bisher, soweit wir wissen, noch niemand mit dieser Methode gemacht. Aber die Erfolge sprechen schon auf kurze Sicht für sich:

- Nach wenigen Wochen sitzt die Kleidung lockerer, da das Körperfett zurück geht.

- Man fühlt sich energiegeladener und konzentrierter, vor allem morgens, wenn man das Frühstück auslässt.
- Das 16:8 Fasten ist leicht durchzuführen und in den Alltag zu integrieren.

Auf längere Sicht kommen noch die Vorteile für die Gesundheit hinzu, über die du in einem separaten Kapitel über die Vorteile des Intervallfastens lesen kannst.

Es also verständlich, warum das 16:8 Fasten die beliebteste Methode des Intervallfastens ist. Probiere es einfach mal aus!

Das Warrior-Style Intervallfasten

Hierbei handelt es sich um eine Fortgeschrittenenversion des 16:8 Fastens. Es wird während 20 Stunden an einem Stück am Tag gefastet und dann während 4 Stunden gegessen. Während der 20 Stunden Fasten kann komplett gefastet werden oder es können sehr kleine Menge spezieller Nahrungsmittel aufgenommen werden. Wer Sport machen will, sollte dies am besten in der essensfreien Zeit tun.

Wie funktioniert die Warrior Diät?

Die meisten Personen, die diese Art von Intervallfasten verfolgen, legen die 4 Stunden Essenszeit gegen Ende des Tages, da man sie so besser in das Familienleben integrieren kann, wenn alle zu Hause sind und man auch noch etwas Sport macht. Aber im Prinzip kann jeder die 4 Stunden legen, wie es ihm am besten passt. Du könntest also deine Essenszeit zum Beispiel von 14:00 bis 18:00 Uhr legen und den Rest des Tages jeweils fasten.

Die Warrior Diät im Überblick
Tagesrhythmus
• **20 Stunden Fasten pro Tag**
• **4 Stunden am Tag normal Essen ohne Kalorienzählen**

So machst du es richtig!

Hier präsentieren wir dir einen möglichen Plan für einen Tag des 20:4 Intervallfastens.

Plan für das Warrior Style Fasten

Uhrzeit	Fastenregel
7:00 Uhr	Aufstehen. Du bist noch im Fastenfenster, das du den Abend vorher begonnen hast. Du isst daher nichts, darfst aber Wasser, schwarzen Kaffee und Tee ohne Zucker trinken. Du verzichtest auf das Frühstück.
14:00 Uhr	Dein Essensfenster beginnt. Du machst dir ein gutes **Mittagessen**, welches deine erste Mahlzeit heute ist. Du solltest hier nicht fasten.
17:00 Uhr	Beginne rechtzeitig mit den Vorbereitungen für das Abendessen, denn um 18:00 Uhr solltest du es beendet haben.
17:30 Uhr	Zeit für dein **Abendessen**. Dies ist deine letzte Mahlzeit heute. Iss dich satt.
18.00 Uhr	Dein Essensfenster schließt sich. Ab jetzt isst du nichts mehr bis 14:00 Uhr am nächsten Tag. Wasser, Ingwertee oder grüner und schwarzer Tee und Kaffee sind aber auch weiterhin erlaubt.

Die 5:2 Methode

Diese Fastenart ist die zweitbeliebteste Methode des intermittierenden Fastens. Wir fasten bei dieser Methode nur an zwei Tagen in der Woche, an den anderen Tagen wird ganz normal gegessen. Dadurch, dass an diesen zwei Tagen jedoch stärker gefastet wird, hilft es uns, schneller Gewicht zu verlieren, und zwar ohne Jo-Jo-Effekt. Auch diese Fastenmethode hat viele zusätzliche positive Resultate für unsere Gesundheit.

Wie funktioniert das 5:2 Fasten?

Die 5:2 Methode bedeutet, dass du an nur zwei Tagen der Woche fastest, also nicht täglich, und an den anderen 5 Tagen normal isst. Du kannst diese Tage frei auswählen, je nachdem, wie es am besten in dein Wochenprogramm und Leben passt. Wichtig ist, dass diese beiden Tage nicht aufeinanderfolgen. Diese Fastentage bedeuten aber nicht absolutes Fasten, du kannst bis zu 500 Kalorien (für Frauen) bzw. 600 Kalorien (für Männer) zu dir nehmen. An den fastenfreien Tagen, an denen du normal isst, brauchst du keine Kalorien zu zählen und es gibt auch im Prinzip keine verbotenen Lebensmittel.

Das 5:2 Fasten im Überblick
Wochenrhythmus
• **2 Fastentage pro Woche mit je maximal 500 (Frauen) bzw. 600 (Männer) Kalorien**

- **5 normale Essenstage ohne Fasten und ohne Kalorienzählen**

So machst du es richtig!

Im Folgenden präsentieren wir dir einen möglichen Wochenplan für das 5:2 Intervallfasten.

Ein Wochenplan für das 5:2 Fasten

Wochentag	Fastenregel
Montag	Fastentag Nr. 1: Du nimmst nur 500 Kalorien (für Frauen) bzw. 600 Kalorien (für Männer) über den Tag verteilt zu dir.
Dienstag	Normaler Tag: An diesem Tag wird normal gegessen.
Mittwoch	Normaler Tag: Auch heute wird nicht gefastet, du brauchst also keine Kalorien zu zählen.
Donnerstag	Fastentag Nr. 2: Heute gibt es erneut nur 500 oder 600 Kalorien.
Freitag	Normaler Tag: Wenn du Lust hast, am Abend auszugehen, steht dem nichts im Wege.
Samstag	Normaler Tag: Achte auf eine gesunde Ernährung, aber ohne Kalorienzählen!
Sonntag	Normaler Tag: Du kannst ihn ausnutzen, um mit der Familie am Wochenende richtig schön zu kochen und zu essen.

Was darf ich während der 5:2 Fastenmethode essen?

Im Prinzip darfst du beim 5:2 Fasten alles essen, worauf du Lust hast. Nur an den beiden Fastentage ist deine Kalorienzufuhr auf 500 Kalorien pro Tag beschränkt, wenn du eine Frau bist, und auf 600 Kalorien täglich, wenn du ein Mann bist. Du brauchst also nicht komplett auf das Essen zu verzichten.

Du hast also eine große Auswahl an Lebensmitteln, die du verzehren kannst, solange du diese Kaloriengrenzen nicht überschreitest. Achte bei der Zubereitung auf folgende Empfehlungen an den Fastentagen:

- Verwende sättigende Zutaten wie Hülsenfrüchte, Vollkornprodukte und andere ballaststoffreiche Zutaten.
- Vermeide Nahrungsmittel mit Einfachkohlenhydraten wie Weißmehl und Einfachzucker und Backwaren, die wenig Nährstoffe haben, aber schnell wieder hungrig machen.
- Vermeide auch gebratene, frittierte oder andere fettige Gerichte. Man kann genauso gut in einer beschichteten Pfanne ohne Fett braten oder die Gerichte im Backofen zubereiten.
- Einige Nahrungsmittel, die gesund sind, haben viele Kalorien, wie zum Beispiel Avocado und Nüsse und Mandeln. Verschiebe ihren Konsum auf die „normalen" Tage.
- Wenn du Anregungen für leckere Rezepte für die Fastentage gebrauchst, schau mal im Rezeptteil nach. Dort findest genügend Rezepte mit 500 Kalorien oder weniger.

Wenn du nach dieser Methode fastest, heißt das aber natürlich nicht, dass du an den „normalen" Tagen nun richtig zuschlägst und viel prozessierte Lebensmittel und Fast Food isst. Auch an diesen Tagen solltest du auf eine gesunde und ausgewogene Ernährung achten. So erreichst du dein angepeiltes Wunschgewicht schneller und tust etwas für deine Gesundheit.

Die Vorteile der 5:2 Fastenmethode

Auch diese Fastenart bringt viele Vorteile, die wir dir weiter unten noch im Einzelnen vorstellen.

Die 5:2 Methode wird besonders gerne von Personen angewandt, die schneller abnehmen wollen. Dank der beiden Fastentage wird uns mit dieser Methode das Abnehmen leichter gemacht, denn durch die größere Kalorienreduktion als bei der 16:8 Methode schmelzen die Fettpolster leichter.

Wie lange sollte man die 5:2 Fastenmethode durchführen?

Es gibt keine zeitliche Begrenzung, wie lange du das 5:2 Fasten durchführen kannst. Sie hilft uns, kurzfristig abzunehmen, aber auch, um langfristig unsere Resultate für unser Gewicht und unsere Gesundheit zu halten. Unser Rat: Mach das Fasten weiter, solange du dich damit wohlfühlst, aber mindestens solltest du es 6 Wochen durchführen, um gute Resultate zu erzielen.

Tipps speziell für das 5:2 Fasten

Das 5:2 Fasten ist einfach durchzuführen und sehr alltagstauglich. Aber immer gibt es einige Tipps und Tricks, die uns das Leben noch vereinfachen können, vor allem am Anfang, damit wir die beiden Fastentage leichter überstehen.

- Versuche, die beiden Fastentage auf bestimmte Wochentage festzulegen, damit sie für deinen Körper zur Routine werden. So gewöhnt sich unser Körper leichter an den neuen Essensplan.
- Am Anfang wirst du an den Fastentagen Hunger verspüren. Lass dich dadurch aber nicht von deinem Vorhaben abbringen. Der Hunger verschwindet meist nach gut einer Woche, wenn unser Körper sich an die Ernährungsumstellung angepasst hat.
- Trinke viel Wasser und ungesüßten Tee an den Fastentagen. So ist es einfacher, den Hunger zu unterdrücken. Auch schwarzer Kaffee funktioniert hierfür.
- An den Fastentagen solltest du auf eine ballaststoff- und eiweißreiche Nahrung achten, da sie stärker und langanhaltender sättigt.
- Vermeide an den beiden Fastentage Fast Food und Süßes, da dieses leere Kalorien sind und uns nur schnell wieder hungrig machen, aber keine Nährstoffe bieten.
- Aber auch an den „normalen" Tagen solltest du etwas auf deine Ernährung achten. Das heißt aber nicht, dass du dich nicht satt essen darfst. Da wir aber annehmen, dass du diese Methode gewählt hast, um abzunehmen, wäre es gut, wenn

du auch an den normalen Essenstagen etwas auf eine gesunde Nahrung achtest.

Ausnahmen bei dem 5:2 Fasten

Bei besonderen Ereignissen darf man auch mal eine Ausnahme bei diesem Fasten machen, denn das 5:2 Fasten ist ja keine Diät im eigentlichen Sinne, daher muss es auch nicht so streng durchgeführt werden. Gelegentliche Ausnahmen, zum Beispiel bei Geburtstagen und Einladungen, die auf die vorgesehenen Fastentage fallen, sind daher kein Problem. Du kannst den Fastentag einfach auf den nächsten Tag verschieben. Das tut dem Erfolg keinen Abbruch, denn diese Methode ist ja vielmehr eine Ernährungsumstellung. Darum funktioniert sie auch so gut.

Erfahrungen und Fazit

Dieses ist eine weitere sehr gut geeignete Fastenmethode, um gesund abzunehmen. Die Erfolge bei der Gewichtsreduktion zeigen sich häufig schon nach 2-3 Wochen, also schneller als beim 16:8 Fasten, und sie bleiben auch langfristig erhalten, wenn du diese Methode weiterhin durchführst.

Die Methode ist also zum Abnehmen sehr zu empfehlen, bietet aber einige gesundheitliche Vorteile weniger als die 16:8 Methode. Dadurch, dass du nur zweimal in der Woche fastest, profitierst auch nur an diesen beiden Tagen von dem erhöhten Niveau des

Wachstumshormons. Ebenfalls findet daher die verstärkte Regeneration der Zellen nur an diesen zwei Tagen statt.

Du kannst aber mit dieser Methode beginnen, wenn dein vorrangiges Interesse zunächst ist, Gewicht zu verlieren, und später dann zu der 16:8 Methode wechseln.

Das Eat Stop Eat Fasten

Dieses Fasten, das im Englischen *Eat Stop Eat Fasting* genannt wird, bedeutet, dass du ein oder zweimal die Woche für 24 Stunden fastest. Im Gegensatz zu der 5:2 Methode gibt es hier aber keine Kalorienzufuhr in der Fastenzeit, sondern nur Wasser, Kaffee und Tee (wieder ungesüßt und ohne Milch). Daher ist diese Methode eher für Fortgeschrittene geeignet, die schon Erfahrung mit dem Fasten haben.

An den Tagen, an denen gegessen wird, achtet man vorzugsweise auf das, was man isst. Es sollte viel hochwertiges Eiweiß und komplexe Kohlenhydrate enthalten, aber von prozessierten Nahrungsmittel so wenig wie möglich.

Wie funktioniert das Eat Stop Eat Fasten?

Die 24 Stunden, während denen gefastet wird, sind flexibel zu handhaben. Sie können von Frühstück zu Frühstück sein oder von Mittagessen zu Mittagessen und natürlich auch von Abendessen zu Abendessen. Also machst du zum Beispiel das Frühstück am Montag um 8:00 Uhr und dann isst du an diesem Tag nichts mehr bis um Frühstück am Dienstag. Das kannst du, wenn du willst, noch einmal in der Woche wiederholen. Flüssigkeiten ohne Kalorien sind natürlich auch bei dieser Methode wichtig.

Wie viele Mahlzeiten du an den Essenstagen machst, ist egal, sagt der Erfinder der Methode, Brad Pilon. Wichtig ist nur, dass deine Kalorienbilanz stimmt und dass du dich verantwortungsbewusst ernährst.

Das *Eat Stop Eat* Fasten im Überblick
Wochenrhythmus
• **2 Fastentage pro Woche**
• **5 Essenstage ohne Kalorienzählen pro Woche**

So machst du es richtig!

Im Folgenden präsentieren wir dir einen möglichen Wochenplan für das *Eat Stop Eat* Fasten.

Ein Wochenplan für das Eat Stop Eat Fasten

Wochentag	Fastenregel
Montag	Fastentag Nr. 1: Du nimmst um 8:00 Uhr dein Frühstück zu dir und fastest ab dann. Es gibt also keine Kalorien mehr nachher.
Dienstag	Normaler Tag: Vor 8:00 Uhr gibt es noch nichts mit Kalorien. Ab dann kannst du an diesem Tag aber normal essen.
Mittwoch	Normaler Tag: Heute wird nicht gefastet. Du kannst also ganz normal essen.
Donnerstag	Fastentag Nr. 2: Heute wird um 8:00 Uhr das Frühstück als letzte Mahlzeit eingenommen. Ab dann gibt es keine Kalorien mehr.
Freitag	Normaler Tag: Um 8:00 Uhr morgens beginnst du das Essensfenster mit deinem Frühstück.
Samstag	Normaler Tag: Genieße das Wochenende mit deiner Familie oder Freunden. Achte auf eine gesunde Ernährung!
Sonntag	Normaler Tag: Du kannst regulär essen.

Das Every Other Day *Fasten*

Bei dieser Fastenart für Fortgeschrittene (EOD abgekürzt) wechseln sich ganztägige Fasten- und Essensfenster ab. Das heißt, es wird ein Zeitplan festgelegt, durch den man 24 Stunden Fasten an einem Stück erreicht, die aber natürlich nicht genau mit dem kompletten Kalendertag übereinstimmen müssen.

Wie funktioniert das Every Other Day Fasten?

Eine Möglichkeit wäre, zum Beispiel am Montag um 18:00 Uhr das Letzte zu essen und bis zum Dienstag um 18:00 Uhr zu fasten, also in dieser Zeit nur kalorienfreie Getränke zu sich zu nehmen. Am Dienstag um 18:00 Uhr nimmt man die erste Mahlzeit zu sich und kann sich dann bis zum Mittwoch um 18:00 normal ernähren. So erhält man zumindest eine Mahlzeit pro Tag. Die Fastenperiode kann beliebig gewählt werden. Sie könnte also auch von Frühstück zu Frühstück sein. Das Fasten- und Essensfenster wechseln sich also in einem 24:24 Stunden Rhythmus ab.

Das *Every Other Day* Fasten im Überblick
48 Stunden Rhythmus
• **24 Stunden Fasten**
• **24 Stunden normales Essen ohne Kalorienzählen**

So machst du es richtig!

Hier präsentieren wir dir einen möglichen Plan für das *Every Other Day* Intervallfasten.

Ein 48 Stunden Plan für das Every Other Day Fasten

Wochentag	Uhrzeit	Fastenregel
Montag	0:00 – 18:00 Uhr	Fastenfenster: Du nimmst keine Kalorien zu dir.
	18:00 - 24:00 Uhr	Essensfenster: Du beginnst deine 24-stündige Essenszeit mit einem Abendessen.
Dienstag	0:00 – 18:00 Uhr	Essensfenster: Du kannst weiterhin bis 18:00 Uhr frei essen.
	18:00 – 24:00 Uhr	Fastenfenster: Deine Fastenzeit beginnt von Neuem.

Das Alternate Day *Fasten*

Bei dieser strengeren Version des Intervallfastens, die aus den USA kommt (ADF genannt), wird abwechselnd ein Tag gegessen und ein Tag gefastet, aber in einem 36:12 Fasten-Ess-Rhythmus. Man isst nur jeden zweiten Tag in einem 12 Stunden Essensfenster, also von den 48 Stunden nur ein Viertel der Zeit. Dadurch wird eine beträchtliche Reduktion der Kalorieneinnahme erzielt. In der 12 Stunden Essenszeit kann man beliebig essen, was man möchte, sollte dies aber verantwortlich tun, d. h. wenig prozessierte Nahrungsmittel und viel Eiweiß, Ballast- und Nährstoffe zu sich nehmen.

Wie funktioniert das Alternate Day Fasten?

Dieses Fasten könnte zum Beispiel so aussehen, dass man am Montag von 8:00 Uhr bis 20:00 Uhr isst und dann eine Fastenpause von 36 Stunden einlegt, also erst am Mittwoch um 8:00 Uhr morgens das nächste Essensfenster öffnet. Auch bei dieser Methode ist es natürlich wichtig, viel kalorienfreie Flüssigkeit zu sich zu nehmen.

Das *Alternate Day* Fasten im Überblick
48 Stunden Rhythmus
• **36 Stunden Fasten**
• **12 Stunden normales Essen ohne Kalorienzählen**

Durch die starke Kalorienreduktion dieser Fastenform wird sehr gut abgenommen, aber es auch dementsprechend schwer, sie durchzuhalten.

So machst du es richtig!

Hier präsentieren wir dir einen möglichen Plan für 48 Stunden des *Alternate Day* Intervallfastens.

Ein 48 Stunden Plan für das Alternate Day Fasten

Wochentag	Uhrzeit	Fastenregel
Montag	0:00 – 8:00 Uhr	Fastenzeit: Du nimmst keine Kalorien zu dir.
	8:00 -20:00 Uhr	12-stündiges Essensfenster: Du kannst in dieser Zeit normal essen, brauchst also nicht zu fasten.
	20:00 – 24:00 Uhr	Fastenzeit ohne Kalorieneinnahme
Dienstag	0:00 – 24:00 Uhr	Fastentag ohne Kalorien

Das* Alternate Day Modified *Fasten

Eine etwas leichtere Variante dieses Fastens ist das *Alternate Day Modified Fasting* (ADMF), bei dem an den essenfreien Tagen 500 bzw 600 Kalorien zu sich genommen werden dürfen, wie beim 5:2 Fasten, und am Essenstag normal gegessen werden darf.

Wie funktioniert das Alternate Day Modified Fasten?

Das *Alternate Day Modified* Fasten im Überblick
48 Stunden Rhythmus
• **36 Stunden Fastenmit maximal 500 (Frauen) bzw. 600 (Männer) Kalorien am Fastentag**
• **12 Stunden normales Essen ohne Kalorienzählen**

Die Ernährungsmedizinerin Krista Varady aus den USA hat sich viel mit dieser modifizierten Fastenmethode beschäftigt und empfiehlt, die Fastenmahlzeit am besten mittags zu machen. Positive Erfahrungen wurden auch damit gemacht, am Fastentag eher fettreiche Nahrung zu essen. So hält man besser durch, verliert mehr Gewicht und fühlt sich wohler, auch wenn es widersprüchlich klingt.

Die Forscherin konnte besonders eine Verbesserung der schlechten Cholesterinwerte im Blut feststellen.

So machst du es richtig!

Im Folgenden präsentieren wir dir einen möglichen 48 Stunden Plan für das *Alternate Day Modified* Fasten.

Ein 48 Stunden Plan für das Alternate Day Modified Fasten

Wochentag	Uhrzeit	Fastenregel
Montag	0:00 – 8:00 Uhr	Fastenzeit: Du nimmst keine Kalorien zu dir.
	8:00 -20:00 Uhr	12-stündiges Essensfenster: Du kannst in dieser Zeit normal essen, brauchst also nicht zu fasten.
	20:00 – 24:00 Uhr	Fastenzeit ohne Kalorieneinnahme
Dienstag	0:00 – 24:00 Uhr	Fastentag, aber mit 500 (Frauen) bzw. 600 Kalorien (Männer), am besten mittags

Die verschiedenen Fastenmethoden im Überblick

Hier geben wir dir eine kurze Übersicht, in der du wichtigsten Merkmale der verschiedenen Pläne pro Typ auf einen Blick vergleichen kannst.

tageweises Fasten		
Methode	**16:8***	**Warrior Style (20:4)**
Fastenfenster	16 Stunden	20 Stunden
Essensfenster	8 Stunden	4 Stunden
Kalorien in der Fastenperiode	0 Kalorien	0 Kalorien
Fastenzeit	täglich stundenweise	täglich stundenweise
Hauptziel	Abnehmen & Gesundheit	Abnehmen & Gesundheit
Ansprechgruppe	Anfänger & Fortgeschrittene	Fortgeschrittene

**Wir haben bei der 16:8 Variante nur die bekannteste Methode genannt. Natürlich gibt es auch die anderen.*

wochenweises Fasten		
Methode	**5:2**	***Eat Stop Eat***
Fastenfenster	24 Stunden	24 Stunden
Essensfenster	24 Stunden	24 Stunden
Kalorien in der Fastenperiode	500/600 Kalorien	0 Kalorien
Fastenzeit	zweimal pro Woche tageweise	ein bis zweimal pro Woche tageweise
Hauptziel	Abnehmen	Abnehmen
Ansprechgruppe	Anfänger & Fortgeschrittene	Fortgeschrittene

48 Stundenintervall Fasten			
Methode	***Every Other Day Fasting***	***Alternative Day Fasting***	***Alternative Day Modified Fasting***
Fastenfenster	24 Stunden	36 Stunden	36 Stunden
Essensfenster	24 Stunden	12 Stunden	12 Stunden
Kalorien in der Fastenperiode	0 Kalorien	0 Kalorien	500/600 Kalorien
Fastenzeit	jeden zweiten Tag	jeden zweiten Tag	jeden zweiten Tag
Hauptziel	Abnehmen	Abnehmen	Abnehmen
Ansprechgruppe	Fortgeschrittene	Fortgeschrittene	Fortgeschrittene

Wissenswertes zum Intervallfasten

Warum ist Fasten so gut?

Im Allgemeinen kann man sagen, dass Fasten gut für unsere Gesundheit ist. Der zeitweilige Verzicht auf Nahrung reguliert den Stoffwechsel wieder und hat, neben dem Abnehmen, viele andere Vorteile für unseren Körper. Das kann man von anderen Diäten nicht unbedingt sagen.

Warum funktioniert Intervallfasten?

Was passiert in unserem Körper, wenn wir zeitweilig auf Nahrung verzichten?

Für die, die neugierig geworden sind

Das Essen und das Fasten beeinflussen unseren **Stoffwechsel**. Insgesamt können wir unseren Stoffwechsel in zwei verschiedene Arten von Phasen unterteilen: die Aufbauphase (anabol) und die

Abbauphase (katabol), die durch verschiedene Hormone gesteuert werden.

Sehen wir uns einmal an, wie das funktioniert. Nach einer Mahlzeit beginnt die **anabole Phase,** und die verspeiste Nahrung wird in körpereigene Stoffe umgewandelt, aber es werden auch Zellen und Gewebe aufgebaut. Wie wir bereits weiter oben bei dem Thema Kalorienbilanz sagten, benötigt unser Körper für diese Prozesse Energie. Und das stellt auch immer eine Art von Stress für den Körper dar.

Nachdem die Nahrung nun verdaut, aufgeschlossen und dem Blutkreislauf zugeführt worden ist, kann die andere, die **katabole Phase** beginnen. Jetzt werden komplexe in einfache Moleküle zerlegt, es wird Energie gewonnen und es ist Zeit für die Entgiftung und die Produktion antioxidativer Enzyme, die gegen die Zellalterung wirken. Unser Körper fühlt sich nicht mehr „gestresst", er hat Zeit, sich zu entspannen.

Kurzgesagt: Ein ständiger Stresszustand des Körpers durch die Essensaufnahme (aber auch durch andere Faktoren) wirkt lebensverkürzend und ein verlängerter Ruhezustand (mit Abbau der Nahrung und Entgiftung) wirkt lebensverlängernd.

Anabole und katabole Prozesse können nicht gleichzeitig stattfinden. **Sie wechseln sich ab** und, so wie es aussieht, macht dieses Wechselspiel unseren Körper widerstandsfähiger gegen Krankheiten.

Unser körpereigener Zuckerhaushalt ist ein gutes Beispiel, um diese Wechselwirkung zu verdeutlichen und auch seine Auswirkungen auf verschiedene Zivilisationskrankheiten klarzumachen. Wenn wir wieder zu unserem Beispiel der verspeisten Mahlzeit zurückkehren, wissen wir, dass wir beim Essen unserem Körper u. a. Kohlenhydrate zuführen. Diese Kohlenhydrate erhöhen den **Blutzucker**gehalt. Wenn es Nahrungsmittel mit Einfachzucker oder Weißmehl waren, läuft dieser Prozess sehr schnell ab; wenn es komplexere Kohlenhydrate waren wie zum Beispiel Vollkorn oder verdauliche Ballaststoffe aus Gemüse, geht der Prozess erheblich langsamer vonstatten. Nachdem unser Blutzucker angestiegen ist, reagiert unser Körper mit einer **Insulin**ausschüttung, damit der Zucker in **Glukose** verwandelt wird, die dann von den Körperzellen aufgenommen werden kann. Unser Blutzucker sinkt wieder. Das ist soweit normal.

Wenn du nun aber diesen Zucker im Blut hattest, weil du gerade eine ganze Tüte Gummibärchen vertilgt hast, dann war er ziemlich hoch. Dementsprechend viel Insulin wird freigegeben und kurz darauf hast du wieder **Heißhunger**.

Wenn wir nun ständig essen, muss unser Körper auch ständig Insulin ausschütten, und dieses konstante Insulinniveau im Blut bewirkt, dass die Zellen wahrscheinlich irgendwann gar nicht mehr darauf reagieren. Das nennt man **Insulinresistenz**, was eine Vorstufe der **Diabetes** ist.

Wenn wir fasten, gibt es zeitweilig keine Nahrung mehr in unserem System, aus dem der Körper die Energie entnehmen könnte. Da er aber weiterhin Energie gebraucht, um zu funktionieren, nimmt er sie aus den körpereigenen Reserven.(Das ist der Abbau in der katabolen Phase). Als Erstes sind die **Glykogenspeicher der Leber** dran, in denen unser Körper kurzfristig überschüssige Energie speichert. Nach etwa einem Tag sind sie aber aufgebraucht. Dann greift der Körper auf unsere Fettreserven zurück, d. h., unser **Körperfett wird reduziert**.

Wegen dieses Prozesses wird beim Fasten auch die **Fettleber** abgebaut. Wenn wir häufig mehr essen als wir brauchen, werden fortwährend unsere Glykogenspeicher in der Leber gefüllt und in Fett verwandelt. Es wurde nachgewiesen, dass, wenn wir fasten, diese Fettspeicher wieder abgebaut werden, denn sie sind ja zuerst dran, und unser Körper reagiert wieder sensibler auf Insulin.

Die katabole ist eine Abbauphase, in der unser Körper auch mit der eigenen Reinigung und Regeneration beginnt. Es werden also Zellen abgebaut, die nicht mehr richtig funktionieren, alt oder abgestorben sind. Dieser Prozess, der wie eine Wartung für unseren Körper ist, wird **Autophagie** genannt und kann nur in der katabolen Phase stattfinden. Wer also ständig isst und deshalb auch ständig Insulin produziert, befindet sich auch ständig in der anabolen Phase und diese Reinigung und Regenerierung kann nicht funktionieren. Wenn diese veralteten Zellen in unserem Körper bleiben, können sie auf Dauer **Krebs** und andere **degenerative Krankheiten** verursachen.

Desgleichen kann durch das sinkende Stressniveau unseres Körpers in der Abbauphase auch ein erhöhter **Blutdruck** reguliert werden.

Die oben beschriebenen Stoffwechselprozesse helfen auch, unsere **Blutfettwerte** wieder ins Gleichgewicht zu bringen.

Desgleichen kann unser **Verdauungssystem** zeitweilig ausruhen und sich regenerieren.

Kommen wir aber zurück zum Thema des Gewichtsverlustes. Wir hatten gesagt, dass unsere Körperfettreserven früher oder später angegriffen werden, wenn wir fasten. Dagegen werden die Muskeln kaum reduziert, was bei anderen Diäten passiert. Da wir das Essen und Fasten konstant abwechseln, bekommt unser Körper zwischendurch immer wieder Energie von außen zugeführt, die dies verhindern, und er gewöhnt sich an diesen Ess-Fasten-Rhythmus. Der Abbau der Fettreserven als Ketonkörper hat auch als Energiequelle eine positive Wirkung auf unser **Gehirn**.

Die Vorteile von intermittierendem Fasten

Aber sehen wir uns nun im Detail an, warum die Menschen, die periodisch fasten, so erfolgreich sind. Wie du bestimmt schon gesehen hast, bringt das Kurzzeitfasten viele Vorteile mit sich. Viel mehr als die üblichen Diäten, die oft zum Scheitern verurteilt sind. Wir können die Vorteile in drei große Kategorien einteilen:

- einfache Durchzuführung
- Abnehmen
- allgemeine Gesundheit.

Sehen wir uns diese drei Kategorien einmal im Einzelnen an.

Einfache Durchführbarkeit

Im **Vergleich zu anderen Diäten** hat das Intervallfasten viele Vorteile. Es ist **einfach durchzuführen**, wir brauchen keine speziellen Lebensmittel zu uns zu nehmen, die oft teuer und schwer zu bekommen sind oder uns nur einseitig ernähren. Auch das Kalorienzählen ist meist nicht notwendig, und es gibt keine komplizierten Regeln oder Diätpläne. Man bestimmt einfach sein Essensfenster und die Fastenzeiten sind bei den gängigen Methoden relativ kurz.

Es hat sich gezeigt, dass viele Menschen ihre Diäten aufgeben, weil sie zu kompliziert sind und letztendlich nicht in ihren Alltag integriert werden können.

Und die unangenehmen Begleiterscheinungen von anderen Diäten wie Heißhunger, Abgeschlagenheit und Schwäche gibt es beim Intervallfasten auch kaum.

Das Intervallfasten **funktioniert**. Es ist nicht wieder so ein Modetrend aus den Medien, der dann letztendlich doch zu nichts führt, sondern kann durch wissenschaftliche Studien belegt werden.

Und das periodische Fasten entspricht dem **normal**en Ess- und Fastenrhythmus des menschlichen Körpers.

Abnehmen

Die meisten Menschen beginnen mit Intervallfasten, um ihr Gewicht zu reduzieren. Und das funktioniert auch, und zwar langsam und nachhaltig, denn durch das kleinere Essensfenster nimmst du automatisch weniger Kalorien zu dir. Studien haben gezeigt, dass die Menschen in den Essensphasen nicht viel mehr essen als sie es normalerweise tun würden. Dieses **Kaloriendefizit** alleine sorgt schon dafür, dass du deine Fettpolster reduzierst, vor allem am Bauch, und nicht Wasser oder Muskelmasse verlierst.

Studien mit Menschen haben gezeigt, dass durch das intermittierende Fasten etwa genauso viel Körpergewicht verloren wird wie durch eine normale, tägliche Kalorienreduktion, aber dass dieses verlorene Körpergewicht beim intermittierenden Fasten vor allem aus Fett besteht, während es bei einer einfachen Kalorienreduktion auch ziemlich stark die fettfreie Körpermasse angreift, was wir ja eigentlich nicht wollen.

Wenn du zusätzlich das Frühstück ausfallen lässt, arbeitet das Wachstumshormon besser, das wir in einem eigenen Kapitel beschreiben, und dies unterstützt noch die **Fettverbrennung** und den **Muskelaufbau**.

Auch bleibt der bekannte **Jo-Jo-Effekt** aus, den wir von anderen Diäten kennen, denn die Fastenperioden sind zu kurz, um den Stoffwechsel so weit herunterzuschalten.

Um die Gewichtsabnahme zu unterstützen, ist es ratsam, in der Essensperiode etwas auf die Art der Lebensmittel zu achten, die du zu dir nimmst. Wir sind darauf schon an anderen Stellen eingegangen. Wer Intervallfasten als Abnehmmethode anwendet, wird früher oder später zu seinem Normalgewicht zurückkehren, da wir ja unserem Körper wieder die Möglichkeit geben, auch im Allgemeinen sein normales Gleichgewicht erneut zu finden. Wie schnell dies geschieht, hängt ab von der gewählten Methode, wie beständig wir sind und welche Nahrungsmittel wir essen, jedoch auch, wie übergewichtig wir sind.

Aber auch die Vorteile für unsere Gesundheit sind enorm, und das macht das Intervallfasten erst wirklich attraktiv.

Verbesserte Gesundheit

Neben den Vorteilen für eine gute Figur hat das Intervallfasten noch viele andere Vorteile, die es zu einer höchst interessanten Alternative zu anderen Diäten macht. Die Essenspausen tun unserem Körper gut, der sie nutzt, um sich zu regenerieren. Allerdings muss man bedenken, dass diese Resultate für die Gesundheit nicht alle sofort zu sehen sind, sondern viele erst auf Dauer spürbar werden.

Die Folgen von Übergewicht sind an erster Stelle Diabetes Typ 2 und Bluthochdruck.

Durch das Intervallfasten wird der Stoffwechsel erhöht, und der **Blutzucker- und Insulinspiegel** verbessern sich. Damit wird ein Risikofaktor für **Diabetes Typ 2** gesenkt und auf Dauer kann die Krankheit so verhindert oder zumindest reduziert werden, wenn sie schon existiert.

Ein zu hoher Blutzuckerspiegel hat aber nicht nur Diabetes zur Folge, sondern kann auch zu Herzkreislaufproblemen, chronischen Entzündungen, Depressionen und vielen anderen Störungen führen.

Intermittierendes Fasten hilft des Weiteren, den **Blutdruck** zu normalisieren. Dies wurde sowohl bei Tieren wie auch bei Menschen in Studien nachgewiesen. Damit kann ein wichtiger Risikofaktor für **Infarkte und kardiovaskuläre Probleme** gesenkt werden.

Durch das Intervallfasten werden die **Blutfettwerte** reguliert. Das gefäßschädigende Cholesterin sinkt und das gefäßschonende steigt. Auch die Werte der Triglyceride reduzieren sich. Verschiedene Versuche haben dies bewiesen.

In der katabolen Phase in der Fastenperiode kann der Körper wieder sein Zellreinigungs- und Zellreparationsprogramm starten, die **Autophagie**. Durch die verbesserte Zellregenerierung können chronische und altersbedingte Krankheiten reduziert oder komplett vermieden werden. Entzündungen und Gelenkschmerzen werden geheilt und die Lebenserwartung erhöht.

Durch diese Zellerneuerung bietet uns das Intervallfasten auch einen **Anti-Aging-Effekt**. Das bedeutet u. a., dass die Haut nicht mehr so schnell altert, aber natürlich profitieren auch andere Alterungsprozesse in unserem Körper davon.

Im Allgemeinen kann beobachtet werden, dass **Entzündungsprozesse** im Körper besser geheilt werden. Auch entzündliche Krankheiten verbessern sich.

Das Intervallfasten lindert **chronische Schmerzen** oder lässt sie komplett verschwinden.

Arthrose und **rheumatische Krankheiten** können vermindert oder sogar verhindert werden.

Insgesamt konnte festgestellt werden, dass das Auftreten gewisser **altersbedingter Krankheiten** vermindert wird.

Intervallfasten bewirkt auch ein **geringeres Krebswachstum**. Studien an Tieren haben eine deutliche Verminderung des Wachstums von Tumoren gezeigt, wenn gefastet wurde. Ebenso konnte die Chemotherapie besser verkraftet werden und die Überlebenszeit bei Tumoren war länger.

Durch die Bildung von schützenden Proteinen werden im Gehirn vermehrt neue Nervenzellen produziert und das **Nervensystem** wird geschützt. Es findet also auch ein Reparaturprozess im Nervensystem statt. Dadurch verbessern sich unser **Gedächtnis** und unsere **geistige Leistungsfähigkeit**. So werden auch degenerative Erkrankungen des Nervensystems wie **Alzheimer** und **Morbus Parkinson** vermieden oder reduziert.

Durch all diese Prozesse, die durch das Selbstreinigungsprogramm des Körpers ausgelöst werden, wenn jemand alternierend fastet, konnte beobachtet werden, dass man bei dieser Ernährungsweise deutlich **länger lebt** und erheblich **widerstandsfähiger** wird.

Es konnte ebenfalls gezeigt werden, dass die **Überlebenschancen nach schweren Operationen** bei einer Ernährung durch eine intermittierende Diät höher waren als normal.

Wir werden deutlich weniger anfällig für Krankheiten, da wir ein viel **stärkeres Immunsystem** haben.

Das Intervallfasten sorgt auch für eine **ausgeglichenere Darmflora**, die ebenfalls ihrerseits unser Immunsystem stärkt.

Ein anderer positiver Effekt des periodischen Fastens ist, dass wir wieder **besser schlafen**.

Auch unsere **Leistungsfähigkeit verbessert** sich körperlich und geistig, wir haben wieder mehr Energie und sind weniger müde. Nach kurzer Zeit schon können wir feststellen, dass wir uns besser konzentrieren können, vor allem in der Fastenperiode.

Letztendlich ist eine weitere positive Folge des Intervallfastens, dass sich, zusätzlich zu den Vorteilen für unseren Körper, auch unsere **Stimmung verbessert**. Viele Menschen beschreiben, dass sie sich einfach wohler und leichter fühlen, aber auch **Depressionen** gehen zurück. Wer dieses Resultat noch verstärken will, sollte die Fastenperioden verlängern, am besten morgens das Frühstück auslassen und auf industriell verarbeitete Lebensmittel wie einfache Kohlenhydrate weitgehend verzichten und sich ausreichend bewegen. Das hebt unsere Stimmung noch.

Menschen mit einer **Schilddrüsenunterfunktion** (Hashimoto) leiden meist unter Übergewicht und können dies nur sehr schwer verlieren. Auch für sie ist das Intervallfasten geeignet, besonders die 16:8 Version, mit sie abnehmen können. Wichtig ist in diesem Fall jedoch die Rücksprache mit einem Arzt, um den richtigen Ernährungsplan zu erstellen.

Schnell spürbare Veränderungen

Wenn man mit den periodischen Fasten beginnt, kann es sein, dass man sich zunächst unruhig und müde fühlt und sich daher auch nicht richtig konzentrieren kann. Das passiert aber nur in den ersten Tagen, und vor allem bei Frauen. Aber schon nach einer Woche hat man genau das gegenteilige Resultat. Man fühlt sich wohler und schläft besser, die Haut sieht besser aus und man schafft viel mehr. Ohne bisher noch die anderen, langfristigen Vorteile für die Gesundheit und das Gewicht verzeichnen zu können, möchte man das alternierende Fasten dann nicht mehr missen.

Fazit

Unsere Schlussfolgerung ist: Intervallfasten ist einfach gut. Aber die Resultate sind nicht nur als Gewichtsreduktion zu verzeichnen, sondern es bedeutet auch, dass man weniger krank wird und sich wohler fühlt, wobei das Intervallfasten endlich mal eine Ernährungsform ist, die einfach in den Alltag integriert werden kann.

Wer die positiven Effekte des intermittierenden Fastens für die Gesundheit ausnutzen will, sollte mit dieser Methode daher so bald wie möglich beginnen. Hier gilt: Je eher man damit beginnt, desto besser ist es für unsere Gesundheit, um altersbedingten Krankheiten vorzubeugen und bestehende Krankheiten zu reduzieren oder komplett zu heilen.

Kann Fasten auch Nachteile haben?

Normalerweise hat Intervallfasten keine Nachteile, im Gegenteil, wie du gerade gesehen hast, ist es gut für deine Gesundheit und hilft dir, lästiges Körperfett zu verlieren, ohne Muskeln abzubauen. Unser Körper ist eigentlich dafür geschaffen, natürliche Fastenperioden einzuhalten.

Wenn wir an das Diäten denken, tritt beim Intervallfasten auch nicht der bekannte Jo-Jo-Effekt ein, wie wir dir bereits oben erklärt haben.

Wichtig ist allerdings, dass du während der Fastenphase genügend trinkst und dich in den Essensphasen gesund ernährst, besonders bei den Varianten, bei denen du länger fastest. Achte also auf eine ausreichende Nährstoffzufuhr.

Es gibt jedoch eine kleine Gruppe von Personen, die Intervallfasten nicht machen sollten. Dies werden wir dir in den nächsten beiden Kapiteln erklären. Ansonsten gibt es keine Nachteile.

Für wen ist Intervallfasten geeignet?

Für fast alle Personen, die ...

- eine alltagstaugliche Diät bzw. Ernährungsweise suchen.
- sich gesund ernähren wollen.
- keine Crash-Diät machen wollen mit den gesundheitlichen, negativen Konsequenzen und nachfolgendem Jo-Jo-Effekt.
- gesund abnehmen wollen mit langfristigen Erfolgen.
- zusätzlich Erkrankungen vorbeugen wollen.
- sich fitter fühlen wollen.

Jeder sollte aber für sich selbst und seine Lebenssituation entscheiden, wann der richtige Zeitpunkt ist, mit dem Kurzzeitfasten zu beginnen. Wenn jemand momentan viel Stress hat, ist dies vielleicht nicht gerade der richtige Augenblick für den Beginn.

Für wen ist das intermittierende Fasten nicht geeignet?

Auch, wenn das Intervallfasten eine absolut alltagstaugliche Ernährungsmethode ist, gibt es Menschen, für die sie nicht geeignet ist. Personen, für die das Intervallfasten nicht angesagt ist oder nur nach Rücksprache mit dem Arzt, sind:

- Kinder und Jugendliche: In der Wachstumsphase benötigen sie mehr Nährstoffe als Erwachsene.
- schwangere und stillende Frauen: Auch sie benötigen mehr Nährstoffe.
- Personen mit Essstörungen und Untergewicht
- Senioren: Wenn du dich noch jung fühlst, versuche ruhig das Intervallfasten 16:8. Ansonsten bespreche es erst mit deinem Arzt.
- Personen, die eine spezifische Krankheit haben und/oder Medikamente einnehmen müssen: Bitte bespreche dann erst mit deinem Arzt, ob du die Medikamente auch in der Fastenphase einnehmen kannst, ob die Dosis evtl. angepasst

werden muss und ob das Fasten eine negative Auswirkung haben kann.

Aber all diese Personen sollten generell keine Diät machen oder zumindest nicht, bevor sie es nicht mit ihrem Arzt besprochen haben.

Intervallfasten und Frühstücken

Die Frage, ob man beim Intervall frühstücken soll oder nicht, kommt immer wieder auf.

Wer es gewohnt ist, sein Leben lang morgens zu frühstücken, wird es wahrscheinlich in der Essperiode nicht missen wollen. Und das muss ja auch nicht sein. Glücklicherweise ist das Intervallfasten so flexibel. Wer also sein Frühstück braucht, sollte es einnehmen, vor allem auch deshalb, damit er nachher beim Mittagessen nicht einen Riesenhunger hat und den Kühlschrank leer macht.

Es wird immer wieder gesagt, dass das Frühstück die wichtigste Mahlzeit des Tages ist. Da ist auch was dran, vor allem bei Kindern und Heranwachsenden, aber die sollten ja auch das Intervallfasten nicht durchführen. Aber dass es auch seine Vorteile hat, beim Fasten nicht zu frühstücken, das kannst du in unserem Kapitel über das Wachstumshormon nachlesen.

Andererseits gibt es auch viele Menschen, die morgens früh nichts herunterbringen, höchstens eine Tasse Kaffee, und das ist beim Intervallfasten auch in Ordnung. Da braucht man kein schlechtes Gewissen zu haben.

Andere Menschen fühlen sich wohler mit mehreren kleinen Mahlzeiten am Tag und nicht nur zwei großen. Auch das ist möglich.

Das Wichtigste ist, dass jeder das Thema des Frühstücks so handhabt, wie er sich am wohlsten fühlt. Es gibt keine Einheitsregel.

Intervallfasten und Hunger

Viele Personen kennen das schon: Sie machen eine Diät und haben ständig Hunger. Hat man dieses Problem beim Intervallfasten auch?

Bekomme ich beim intermittierenden Fasten Hunger?

Am Anfang müssen sich unser Verdauungssystem und unser Gehirn etwas umstellen. Denn wir gewöhnen uns an gewisse Routinen. Vergleiche es mit der Zeitumstellung von Sommer- auf Winterzeit und umgekehrt.

Aber das Problem ist ein anderes. Die meisten Menschen haben den ganzen Tag über etwas zu essen oder zu trinken zur Hand und essen nicht nur zu den regulären Essenszeiten, sondern auch immer wieder zwischendurch. Und ihr Körper hat sich daran gewöhnt, auch wenn es ihm nicht guttut. Wir essen also nicht mehr, weil wir hungrig sind, sondern einfach, weil wir Lust auf etwas zu essen haben. Das sind Signale vom Gehirn und nicht von einem hungrigen Magen. Meist sind diese Lebensmittel dann auch prozessierte Produkte mit viel Zucker und Weißmehl, die unser Hungergefühl kurz darauf noch wieder verstärken.

Welche Nahrungsmittel helfen, um Hunger zu vermeiden?

Wenn wir diese Lebensmittel aus unserem Ernährungsplan verbannen und stattdessen mehr eiweißreiche und ballaststoffreiche, pflanzliche Nahrungsmittel verzehren, bekommen wir das Thema Hunger schnell in den Griff.

Und wenn ich doch Hunger habe?

Wenn du aber am Anfang doch mal in der Fastenphase Hunger bekommen solltest, bietet es sich an, Wasser oder ungesüßten Tee zu trinken, um unseren Magen kurzfristig zu beschäftigen. Das hilft! Eine andere Möglichkeit wäre es, uns mit einer Aktivität abzulenken.

Aber keine Sorge, unser Körper gewöhnt sich ziemlich schnell an den neuen Rhythmus. In einer Woche oder ein bisschen mehr solltest du keinen Hunger mehr verspüren. Das haben uns die Anwender bestätigt.

Intervallfasten und Fastenkrisen

Wer andere Fastenmethoden kennt, hat auch schon mal Fastenkrisen erlebt.

Was sind Fastenkrisen und wo kommen sie her?

Wenn wir längere Zeit an einem Stück fasten, wie zum Beispiel beim Heilfasten, dann haben wir oft Kreislaufprobleme, fühlen uns schlapp und der ganze Körper tut uns weh, wie bei einer Grippe. Das ist ein natürlicher Prozess unseres Körpers, wenn er mehr als 5 Tage keine kalorienhaltigen Nahrungsmittel bekommt.

Er muss seinen Stoffwechsel umstellen, da er die Energie nicht mehr aus der aufgenommenen Nahrung beziehen kann, sondern aus dem eingelagerten Fett und auch aus der Muskelmasse.

Aber durch das Fasten findet auch ein Reinigungs-, Entgiftungs- und Entschlackungsprozess im Körper statt und das Entfernen dieser Schadstoffe belastet momentan unseren Körper stärker, was auch zu den Symptomen der Fastenkrise führt, auch wenn das Resultat gut für ihn ist.

Und häufig trinken die Personen beim Fasten zu wenig, was oft zu Kopfschmerzen und anderem Unwohlsein führt.

Gibt es auch beim Intervallfasten Fastenkrisen?

Nein, denn das Intervallfasten wird ja nur in kurzen Zeiträumen durchgeführt und es gibt immer wieder etwas zu essen zwischendurch. Der Körper braucht sich also nicht umzustellen und kann auch weiterhin die Energie, die er braucht, aus den Nahrungsmitteln entnehmen und greift nur langsam auf die Fettpolster zurück.

Das Wichtigste ist also, dass du auf genügend Flüssigkeitszufuhr achtest.

Intervallfasten und Kaffee

Wir haben bei der Beschreibung des Intervallfastens immer wieder gesagt, das schwarzer Kaffee eine willkommene Alternative zum Wasser in der Fastenperiode ist. Und Kaffee lässt Hungergefühle abklingen.

Und dann wird auch noch gesagt, Koffein ist gut, um Fettpolster zu verbrennen. Aber Vorsicht!

- In den Fastenperioden darf Kaffee nur ohne Milch und Zucker oder Süßstoffe getrunken werden. Auch löslicher Kaffee, solange er nicht mit Milch und Zucker gemischt ist, ist in Ordnung.
- Die Säure des Kaffees greift die Magenschleimhäute an, und auf leeren Magen ist der Effekt noch stärker.
- Auch der Koffeingehalt des Kaffees wirkt auf leeren Magen stärker als wenn wir etwas gegessen haben.
- Zu viel Koffein im Körper führt zu einer Adrenalin- und Insulinausschüttung, die wir eigentlich in der Fastenphase gar nicht wollen, sondern wir wollen unserem Körper Ruhe geben.

Aus den vorgenannten Gründen sollte man also den Kaffeekonsum während des Intervallfastens mäßigen. Mehr als drei Tassen pro Tag sollten es am besten nicht sein. Übrigens bedeuten auch größere Mengen schwarzer oder grüner Tee ein Zuviel an Koffein.

Eine gute Alternative wäre Ingwertee, zu dem du das Rezept im Rezeptteil finden kannst. Davon kannst du soviel trinken, wie du willst. Und Ingwertee hilft auch bei der Fettverbrennung, da er unseren Stoffwechsel ankurbelt.

Intervallfasten und Sport

Hast du die Idee, dass es nicht gut wäre, beim Fasten noch Sport zu treiben? Es klingt auf Anhieb erst mal so, als ob das richtig wäre, aber du wirst schon nach einigen Tagen Fasten feststellen, dass dein Körper wieder viel mehr Energie hat und leistungsfähiger geworden ist.

Es gibt zwei Möglichkeiten, wie du Sport machen kannst: an den Essenstagen oder während der Fastenzeiten. Beides hat Vorteile.

Vielleicht gehörst du zu den Menschen, die bisher lieber vor dem Training gegessen haben. Aber auch Sport auf nüchternen Magen hat seine Vorzüge. Denn so sicherst du ab, dass dein Körper sein körpereigenes Fett verbrennt. Der Körper ist gezwungen, auf die eigenen Reserven zurückzugreifen, da er keine mehr von der letzten Mahlzeit zur Verfügung hat. Du solltest also, wenn möglich, das Training oder die Bewegung beim Intervallfasten kurz vor das Ende der Fastenperiode legen, also danach etwas essen. Das beschleunigt die Fettverbrennung.

Wenn du aber zu den Menschen gehörst, die mit leerem Magen keine Energie haben, dann wäre es das Beste, bei der 16:8 Methode den Sport einige Stunden nach dem Essen machen, wenn dein Magen nicht mehr mit der Verdauung beschäftigt ist, du aber noch genug Energie hast.

Bei der 5:2 Methode solltest du den Sport dann auf die Essenstage legen und an den Fastentagen eine leichtere Gangart einplanen wie Spaziergänge, Stretching oder Yoga.

Besonders gute Erfolge erzielt man, wenn man beim Intervallfasten eine Mischung aus Kraft- und Ausdauertraining macht.

Intervallfasten und das Wachstumshormon (Human Growth Hormone)

Das Wachstumshormon Somatropin wird im Gehirn von Tieren und Menschen produziert. Beim Menschen heißt es auch *Human Growth Hormone* (HGH). Dieses Hormon interessiert uns in Zusammenhang mit dem Fasten, da es viel damit zu tun hat.

Was ist das HGH?

Das menschliche Wachstumshormon besteht aus 191 Aminosäuren (Bausteinen der Proteine) und wird vor allem während des Schlafes produziert. In der Pubertät ist die Ausschüttung am höchsten. Es wird von unserem Körper für ein normales Wachstum benötigt.

Was bewirkt das Human Growth Hormone?

Ein Mangel an Somatropin reduziert bei erwachsenen Menschen die Knochenmineraldichte, die Muskelmasse und erhöht die Körperfettmasse, und zwar besonders des Viszeralfettes, also des Fettes, das unseren Bauchumfang erhöht. Des Weiteren bedeutet es ein erhöhtes kardiovaskuläres Risiko und eine vermehrte Anfälligkeit für Krankheiten und eine verminderte Lebenserwartung.

Die Aufgaben des Wachstumshormons sind beim Menschen:

- Das Hormon wirkt fettabbauend, vermindert also unser Körperfett und Triglyceriden.
- Es fördert den Aufbau der Muskeln und Knochen, was auch für Sportler interessant ist.
- Es sorgt für eine erhöhte Insulinausschüttung, was unseren Blutzucker reguliert.

Wie können wir unseren Somatropinspiegel erhöhen?

Es gibt verschiedene Dinge, die den Somatropinspiegel im Körper erhöhen. Dazu gehören fehlendes Energiesubstrat im Körper (Glukose und Fettsäuren) durch Fasten, körperliche Aktivität und Hypoglykämie, aber auch die Zufuhr von eiweißreicher Nahrung sowie psychischer Stress und Fieber.

Das Human Growth Hormone und das Intervallfasten

Was hat all das nun mit unserem Intervallfasten zu tun?

Wie wir bereits oben erklärten, wird das Hormon vor allem während des Schlafes produziert, und mehr, wenn wir fasten. Wenn wir morgens das Fasten durch ein gutes Frühstück wieder unterbrechen, sinkt der Hormonspiegel. Das können wir verhindern, indem wir den Zeitpunkt der ersten Mahlzeit mit Kalorien (= Energie) noch weiter herausschieben. Die Steigerung des Hormons beim Intervallfasten variiert bei Männern und Frauen. Bei Frauen ist sie, bedingt durch die weiblichen Hormone, insgesamt weniger, aber immerhin noch beträchtlich.

So können wir mit dem Intervallfasten eine noch bessere Fettverbrennung und einen stärkeren Muskelaufbau erzielen als es mit einer normalen Diät möglich wäre.

Wenn man dir also erzählt, dass Frühstücken wichtig ist, denn bedenke, dass es zusammen mit Intervallfasten auch gut sein kann, nicht zu frühstücken. Deine Gesundheit wird es dir danken.

Erfahrungen

Kritik am Intervallfasten

Kritiker wirst du immer finden, auch beim Intervallfasten. Aber bisher gibt es noch keine wissenschaftlichen Studien, die beweisen, dass das Intervallfasten negative Auswirkungen auf den Körper hat, zumindest nicht, wenn man es richtig durchführt, also nicht übertreibt.

Die Kritik bezieht sich meist darauf, dass einige Studien bisher nur an Tieren gemacht wurden und die Resultate daher nicht für den Menschen gelten.

Tierversuche vs. Erfahrungen beim Menschen

Es ist richtig, diese Fastenmethode wurde zunächst an Tieren untersucht, vor allem an Mäusen, aber auch an Affen und anderen Tieren. Und die positiven Resultate, die wir vorher nannten, konnten schon in den 80er Jahren verzeichnet werden: Wenn die Tiere weniger aßen, wurden sie weniger krank und lebten länger, und natürlich litten sie nicht unter Übergewicht und waren putzmunter. Die Ergebnisse waren umso besser, je früher man mit dem Fasten begann.

Und hier gibt es zwei Punkte zu bedenken. Die Versuche werden vor allem an Mäusen gemacht, da Mäuse und Menschen sich in ihrem Glukose- und Fettstoffwechsel und in ihrer Genetik sehr ähneln. Daher können die Ergebnisse schon verglichen und auf den Menschen übertragen werden. Auf der anderen Seite leben Mäuse erheblich weniger als Menschen, sodass die Resultate viel schneller sichtbar sind. Das Intervallfasten wird auch bei Menschen untersucht, aber durch unsere längere Lebenserwartung lassen die Resultate einfach auch länger auf sich warten.

Das heißt aber nicht, dass wir keine Erkenntnisse für den Menschen haben. Wir wissen, dass eine vermehrte Insulinausschüttung im menschlichen Körper Diabetes hervorruft und unser Leben verkürzt und dass Intervallfasten diesen Prozess verhindert. Ebenfalls ist bekannt, dass durch den Prozess der Autophagie die Zellen langsamer altern und absterben. Und es existieren auch schon Studien, die die positiven Resultate bzgl. Körperfett, Körpergewicht und Blutfette sowie Entzündungswerte beim Menschen zeigen.

Unsere eigenen Erfahrungen

Nach unseren Erfahrungen haben alle Menschen, die wir kennen und die diese Fastenformen angewandt haben, durchweg positive

Resultate verzeichnen können. Sie haben abgenommen, was vielleicht ihr Anfangsziel war, und sich auf ihrem Wunschgewicht eingependelt, aber auch über viele andere Vorteile berichtet:

- ✓ Die Methode ist absolut alltagstauglich.
- ✓ Es werden Fettpolster abgenommen, aber keine Muskeln reduziert.
- ✓ Der Jo-Jo-Effekt bleibt aus.
- ✓ Das Immunsystem wird verbessert und Erkältungen kennt man fast gar nicht mehr.
- ✓ Die Konzentration, vor allem morgens, verbessert sich enorm.
- ✓ Man schläft besser und fühlt sich wohler.

Beim Abnehmen mit der 5:2 Methode konnten wir bis zu 6 Kilo weniger in 7 Wochen verzeichnen, und das ohne das unangenehme Hungergefühl, wie bei anderen Diäten.

Aber auch mit der 16:8 Methode, die sehr häufig gewählt wurde, konnten wir sehr gute Erfolge beim Abnehmen sehen, wenn sie sich auch etwas langsamer zeigten. Einige Personen verlieren nach den Anfangswochen mehrere Kilo pro Woche. Das hängt natürlich davon ab, wie übergewichtig man ist. Wer viel Übergewicht hat, verliert mehr Pfunde und schneller als jemand, der nur ein paar Pfunde zu viel auf den Hüften hat. Es gibt auch andere Personen, die 3 Wochen oder mehr gebrauchen, um die positiven Resultate zu sehen.

Prominente, die auch mit Intervallfasten abgenommen haben

Bestimmt hast du in den Medien schon gelesen oder gehört, dass der eine oder andere Prominente auch mit Intervallfasten abgenommen hat. Hier geben wir dir eine kleine Liste mit den Namen bekannter Persönlichkeiten, die sagen, Intervallfasten erfolgreich angewandt zu haben:

- Ben Affleck
- Beyoncé
- Dr. Eckart von Hirschhausen
- Halle Berry
- Hugh Hackman
- Jenna Jameson
- Jennifer Aniston
- Jennifer Lopez
- Kate Hudson
- Liv Tyler
- Miranda Kerr

Aber, wie gesagt, das sind nur einige. Du bist also in guter Gesellschaft, wenn du dich entschließt, mit dem Intervallfasten zu beginnen.

Die häufigsten Fehler beim Intervallfasten

Hier geben wir dir eine Liste der Fehler beim Intervallfasten, die aus unserer Erfahrung am häufigsten daran schuld sind, dass die Personen nicht so gute Resultate erzielen. Achte auf sie und vermeide so Probleme beim Intervallfasten.

- die falschen Getränke. Das ist einer der häufigsten Fehler beim Intervallfasten. In der Fastenphase muss man sich auf die folgenden ungesüßten Getränke beschränken:
  - Wasser (mit und ohne Kohlensäure)
  - grüner Tee
  - schwarzer Tee
  - Ingwertee
  - schwarzer Kaffee
  - Wasser mit Zitrone (besonders mit warmem Wasser morgens auf nüchternen Magen gut geeignet)

  Getränke wie Fruchtsäfte, Proteinshakes oder gesüßter Kaffee und Tee sind tabu, auch nicht mit Honig oder Süßstoff. Damit wäre der Fasteneffekt verloren.

  In der Essensphase sind diese Getränke natürlich dann erlaubt.

- In der Essensphase sollte man darauf achten, was man isst. Anzuraten ist eiweißreiche Nahrung mit vielen Ballaststoffen, die Hungergefühle vermeiden helfen. Fast Food sollte man möglichst vermeiden, sich also gesund ernähren. So nimmt man besser ab.
- Während der Essensphase solltest du auch gut essen und satt werden. Es bringt nichts, hier zu wenig zu essen, um dann nachher Hunger zu haben. Erwarte vom Intervallfasten keine Wunder auf kurze Sicht.
- Teile dir die Nahrungsmengen möglichst gleichmäßig auf die Mahlzeiten auf, die du während der Essensphase machst. Es macht keinen Sinn, sich mit Essen vollzustopfen, um dann nachher ein Energietief zu haben, weil der Körper nur noch mit der Verdauung beschäftigt ist. Vermeide auch zu viele einfache Kohlenhydrate, die unseren Blutzucker nur in die Höhe schnellen lassen und zu Heißhungerattacken führen. Genau das wollen wir unserem Körper beim Intervallfasten ja ersparen. Achte stattdessen lieber auf komplexe Kohlenhydrate und gute Proteine in der Nahrung.
- Mach dir am Anfang am besten erst mal einen Fastenplan. Du solltest für deine erste Woche planen, wann deine Essenszeit und wann deine Fastenphase ist und wann du dann was in dieser Zeit essen willst. So gewöhnst du dich leichter an die Umstellung und hast ein Ziel. Unsere Anleitung oben hilft dir dabei.
- Intervallfasten ist ein absolut alltagstauglicher Ernährungsplan. Und das heißt auch, dass du deinen Fastenplan flexibel anpassen kannst. Probier erst einmal eine Version eine Woche aus, ob sie dir und deinem Körper zusagt, und, falls nicht, kannst du sie immer noch variieren. Es ist besser, etwas flexibel zu sei, vor allem am Anfang, als das Fasten frustriert abzubrechen. Die Idee bei dieser

Methode ist, dass du sie auf Dauer durchhältst. Da sollte sie dir schon gefallen. Die Vorteile des Intervallfastens kommen vor allem langfristig zum Tragen.

- Bei der 5:2 Diät sollten die beiden Fastentage nicht hintereinander liegen. Verteile sie über die Woche.
- Denk bei der 5:2 Diät auch daran, dass du an den Fastentagen etwas essen darfst und sollst: 500 Kalorien proTag für Frauen und 600 Kalorien pro Tag für Männer. Verteile dir diese auf den Tag. Und im letzten Teil unseres Buches findest du viele leckere Rezepte mit weniger als 500 Kalorien, die du als Anregung nehmen kannst. So wird das Fasten einfacher.

Einige wichtige Tipps zum Abschluss

So wird das Intervallfasten noch einfacher und du verbuchst mehr Erfolge.

- ✓ Du darfst **Ausnahmen** machen. Intervallfasten ist kein strenger Diätplan. Man kann auch mal flexibel sein, wenn es darum geht, in der eigentlichen Fastenphase mit Freunden auszugehen. Dann verschiebt man eben ausnahmsweise das Fastenfenster etwas.
- ✓ Wenn du **schnellere Resultate** verzeichnen willst, dann verbinde das intermittierende Fasten mit etwas Sport. Kombiniere Kraftsport mit Ausdauersport!
- ✓ Vergiss nicht, dass Intervallfasten **keine Crash-Diät** ist. Erwarte also keine sofortigen Ergebnisse, aber verlass dich drauf, sie werden kommen. Wirf also nicht gleich das Handtuch, wenn du nicht sofort Erfolge siehst.
- ✓ Trinke **ausreichend Flüssigkeit**, um anfänglichen Hungergefühle entgegen zu wirken. Unsere Erfahrung hat gezeigt, dass reichlich Wasser mit und ohne Kohlensäure und Kaffee ein gutes Mittel gegen Hunger in der Fastenperiode sind. So hat unser Magen das Gefühl, dass er etwas zu tun hat.
- ✓ Übertreibe in der Essensphase nicht! Es ist wichtig, dass du dich satt isst, aber du solltest nicht übermäßig viele Kalorien

zu dir nehmen und so weit wie möglich auf Fast Food verzichten. **Fasten ist kein Wundermittel**.

FAQ zum Intervallfasten – Die häufigsten Fragen und Antworten auf einen Blick

Hier bringen wir noch die häufigsten Fragen zum intermittierenden Fasten mit ihren Antworten. Wir hoffen, dass dir diese weiterhelfen.

Frage: Was ist Intervallfasten überhaupt? Wieder so eine neue Diät?

Antwort: Nein, Intervallfasten ist keine Diät. Kurzgesagt ist es eine langfristige Ernährungsumstellung, die zwischen kurzfristigen Essens- und Fastenfenstern abwechselt.

Frage: Wie beginne ich am besten mit dem Kurzzeitfasten?

Antwort: Zum Einstieg empfehlen wir dir das 16:8 Fasten. Diese Version ist sozusagen eine *Light* Version des Fastens. Wenn es dir noch zu schwierig erscheint, mache erst ein kürzeres Fastenfenster. Der positive Effekt zeigt sich auch dabei, da wir auf jeden Fall eine längere essensfreie Zeit haben. *Peu à peu* kannst du dann das Fastenfenster verlängern, bis du bei 16 Stunden Fasten bist.

Frage: Wann kann man die ersten Abnehm-Erfolge beim Intervallfasten verzeichnen?

Antwort: Diese Frage ist schwer zu beantworten, denn die Antwort hängt zum Einen von deiner Fastenmethode ab, zum Anderen aber auch von dem, was du in der Essenszeit isst, wie viel Sport du treibst, wie viel Übergewicht du hast, etc. Bedenke bitte, dass einzig und allein dein Abnehmen von einem Kaloriendefizit abhängt. Wenn du also in der achtstündigen Essensphase so viel isst wie vorher, kann das Abnehmen länger auf sich warten lassen. Sport unterstützt unser Vorhaben abzunehmen, da wir Kalorien verbrennen. Und wer mehr Übergewicht hat, verliert am Anfang schneller ein paar Kilos, als wer nur wenig Übergewicht hat.

Aber der andere positive Effekt, dass wir uns besser, fitter und voller Energie fühlen, der tritt normalerweise schon nach einer Woche Kurzzeitfasten ein.

Frage: Mit welcher Intervallfasten Methode kann man die besten Erfahrungen machen?

Antwort: Die meistverwendete Methode ist das 16:8 Fasten, da es die meisten gesundheitlichen Vorteile bietet, beim Abnehmen hilft und am leichtesten durchzuführen ist.

Frage: Wie viele Mahlzeiten darf ich beim Intervallfasten machen?

Antwort: Dafür gibt es keine feste Regel. Es gibt Menschen, die kommen gut mit zwei Mahlzeiten am Tag aus, vor allem, wenn sie sich nicht sportlich betätigen. Andere brauchen drei Mahlzeiten täglich, vor allem am Anfang. Achte lieber ein bisschen auf deine

Kalorienzufuhr, wenn du abnehmen willst, aber bitte, ohne sie zu zählen!

Frage: In welchem Zeitfenster sollte ich bei der 16:8 Methode am besten fasten?

Antwort: Du kannst dir dein Fastenfenster selbst aussuchen. Passe es deinen Lebensumständen an, damit du den Fastenplan auch durchhalten kannst. Studien haben allerdings bewiesen, dass die beste Zeit zum Fasten morgens ist, wobei du das Frühstück auslässt, um so die Vorteile der erhöhten Ausschüttung des Wachstumshormons auszunutzen. Aber keine Ernährungsumstellung bringt etwas, wenn sie nicht in dein Leben passt.

Frage: Ist Intervallfasten eine gute Methode, um Gewicht zu verlieren?

Antwort: Ja, auf jeden Fall! Auch, wenn die Kilos nicht so schnell purzeln wie bei den Crash-Diäten, bleibt der Erfolg dafür aber langfristig erhalten.

Frage: Kann es sein, dass das Intervallfasten bei mir nicht funktioniert? Ich nehme nicht ab.

Antwort: Wie lange machst du denn jetzt schon Intervallfasten? Denke daran, dass diese Fastenmethode keine Crash-Diät ist. Du brauchst schon mehrere Wochen, um Erfolge bei der Gewichtsreduzierung zu sehen. Hab also ein bisschen mehr Geduld.

Bei deinem Wohlbefinden solltest du eine positive Veränderung aber schon nach 7-10 Tagen verzeichnen.

Frage: Nehme ich schneller ab, wenn ich längere Fastenperioden einlege?

Antwort: Ja, aber versuche es doch zunächst einmal mit einer der gängigen Methoden (16:8 oder 5:2) ein paar Wochen, damit sich dein Körper an das Intervallfasten gewöhnen kann. Die anderen Methoden sind mehr für Fortgeschrittene.

Frage: Welche positiven Effekte hat das Intervallfasten für meine Gesundheit?

Antwort: Das Kurzzeitfasten hat positive Auswirkungen auf deinen Stoffwechsel und damit auf deine Blutzucker-, Blutfett- und Blutdruckwerte. Es hilft auch, uns vor anderen Krankheiten zu schützen bzw. diese zu vermindern und länger zu leben, da es die Zellregenerierung anregt. Mehr dazu kannst du im Kapitel über Wissenswertes zum Intervallfasten nachlesen.

Frage: Wie lange sollte ich das Intervallfasten machen? Was ist empfehlenswert?

Antwort: Vom Standpunkt der Gewichtsreduktion aus gesehen, bis du dein Wunschgewicht erreicht hast. Aber im Grunde genommen solltest du es dein Leben lang durchführen, um die Vorteile für deine Gesundheit auf Dauer beizubehalten.

Frage: Für wen ist Intervallfasten geeignet?

Antwort: Eigentlich für fast jeden, der abnehmen und etwas für seine Gesundheit tun will.

Frage: Was darf ich in der Fastenpause zu mir nehmen?

Antwort: In der Fastenphase darfst du nur Flüssigkeit ohne Kalorien zu dir nehmen. Das sind Wasser, ungesüßter Tee und schwarzer Kaffee. Bitte verzichte auch auf Süßstoffe. Es gibt auch keine Nahrungsmittel.

Beim 5:2 Fasten kannst du 500 bzw. 600 Kalorien an den Fastentagen zu dir nehmen.

Frage: Ich brauche morgens mein Frühstück. Muss ich nun darauf verzichten?

Antwort: Nein, du musst das nicht tun. Du kannst auch abends früher beginnen zu fasten. Die Tatsache, dass du dein Frühstück brauchst, liegt daran, dass du dein Leben lang daran gewöhnt bist. Eine Umstellung dauert etwa 7-10 Tage, bis dein Körper sie akzeptiert hat. Dann hast du morgens keinen Hunger mehr. Und nach dieser Umstellung wirst du auch feststellen, dass du dich, bedingt durch das Intervallfasten, morgens viel besser konzentrieren kannst und leistungsfähiger bist.

Aber gelegentliche Ausnahmen sind kein Problem, wenn du unterwegs oder eingeladen bist.

Das Intervallfasten befürwortet jedoch das Frühstückauslassen, da dadurch das Human Growth Hormone noch mehr hilft, Fett zu verbrennen und Muskeln aufzubauen.

Frage: Was mache ich, wenn ich in der Fastenperiode einen Riesenhunger bekomme?

Antwort: Das wird wahrscheinlich nur in den ersten 7-10 Tagen passieren, und dann trinkst du am besten Wasser oder ungesüßten Tee oder Kaffee ohne Milch. Damit hast du deinen Magen erst wieder beschäftigt.

Frage: Gibt es Menschen, für die Intervallfasten nicht geeignet ist?

Antwort: Ja, für Menschen mit Ernährungsstörungen, Heranwachsende, Schwangere, Stillende und Senioren ist Intervallfasten nicht anzuraten.

Frage: Wann mache ich bei der 16:8 Methode am besten Sport?

Antwort: Es hat Vorteile, den Sport kurz vor Ende der Fastenphase zu machen, damit du deinem Körper gleich nachher die notwendigen Nährstoffe zuführen kannst. Du kannst das Training aber auch zu anderen Zeiten machen, wenn du dich damit wohler fühlst.

Frage: Ist es gut, intermittierendes Fasten zu machen, wenn ich Muskeln aufbauen will? Baut man beim Fasten nicht Muskeln ab?

Antwort: Ja, intermittierendes Fasten und Muskelaufbau sind ein gutes Duo. Wenn du während der Essenszeiten alle notwendigen Nährstoffe und Kalorien zu dir nimmst, also gesund isst, gibt es keinen Grund, warum du Muskeln abbauen solltest. Lies bitte auch das Kapitel zum Wachstumshormon, wo wir erklären, warum du beim Fasten Fettpolster ab- und Muskeln aufbaust.

Frage: Darf ich beim Intervallfasten Alkohol trinken?

Antwort: In der Essenszeit ist gegen ein gelegentliches Glas Wein oder Bier nichts einzuwenden, aber in der Fastenzeit ist Alkohol natürlich nicht erlaubt. Bedenke aber auch für die Essensphasen, dass Alkohol leere Kalorien sind, die dir nicht helfen, Gewicht zu verlieren.

Frage: Darf ich in der Fastenperiode meine Zähne putzen?

Antwort: Klar! Nur solltest du darauf achten, dass du keine Zahnpasta versehentlich herunterschluckst, damit dadurch nicht der Fasteneffekt zunichte gemacht wird.

Frage: Darf ich Nahrungsergänzungsmittel in der Fastenphase einnehmen?

Antwort: Nahrungsergänzungsmittel sollten in der Essphase eingenommen werden, um nicht den Fastenprozess zu unterbrechen.

Frage: Ist in der Fastenperiode die Einnahme von Medikamenten erlaubt?

Antwort: Am besten wäre es, die Einnahme von Medikamenten auf die Essensphase zu verlegen, aber nicht immer ist das möglich. Besprich das Thema bitte mit deinem Arzt. Einerseits ist zu überprüfen, ob sich das Fasten mit den Medikamenten verträgt. Andererseits muss evtl. die Dosis angepasst werden. Und zum Dritten könnte es sein, dass die Zutaten der Medikamente die Fastenphase unterbrechen, und das wollen wir natürlich auch nicht.

Frage: Gibt es spezielle Rezepte für das Intervallfasten?

Antwort: Spezielle Rezepte wie zum Beispiel bei der Low Carb Diät gibt es beim Intervallfasten nicht, da du im Prinzip alles essen darfst. Du solltest nur auf eine gesunde, ballaststoff- und proteinreiche Ernährung achten, damit du dich gut ernährst und weniger Hunger hast. Aber im Rezeptteil dieses Buches kannst du viele leckere und einfach zuzubereitende Rezepte finden, die auch für die Fastentage der 5:2 Diät geeignet sind.

Rezepte

Wie wir dir bereits weiter oben sagten, gibt es beim Intervallfasten keine strengen Diät- oder Ernährungsregeln. Trotzdem wäre es gut, wenn du etwas auf gesunde und sättigende Nahrung achten würdest, denn es ist kein Wundermittel. Daher geben wir dir hier eine Sammlung von Rezepten, die sich für das Intervallfasten anbieten, insbesondere für das 5:2 Fasten, und die auch einfach zuzubereiten sind. Zum Teil kannst du sie auch schon im Voraus zubereiten und mit zur Arbeit nehmen.

Anmerkungen

Alle Zutaten sollten gut gesäubert sein, bevor sie für unsere Rezepte verwendet werden.

Abkürzungen:

EL	Esslöffel
TL	Teelöffel
g	Gramm
l	Liter
ml	Milliliter
1 Tasse	250 ml

Guten Appetit!

Frische Salate

Bunte Salatplatte

für 1 Person *ca. 190 Kalorien*

Zutaten

100 g Kopfsalat
200 g Salatgurke (ca. ½ Gurke), in Scheiben geschnitten
2 feste Tomaten, in Scheiben geschnitten
100 g Radieschen, in Scheiben geschnitten
etwas frische Zwiebel, gefächert geschnitten
1 EL Olivenöl
1 Schuss Gewürzessig
Salz
Pfeffer
frische Kräuter nach Wahl

Zubereitung

Die Salatblätter, die Gurken, Tomaten und Radieschenscheiben in einer Schüssel mischen, die Zwiebel dazugeben. Aus Öl, Essig, Salz, Pfeffer und Kräutern eine Marinade zubereiten und über den Salat gießen.

Griechischer Salat

für 1 Person *ca. 340 Kalorien*

Zutaten

50 g Kopfsalat
1 kleine Zwiebel, in Ringe geschnitten
1 kleine grüne Paprikaschote, in feine Streifen geschnitten
2 mittlere Tomaten, geachtelt
6 gefüllte Oliven, in Scheiben geschnitten

30 g Schafskäse, zerbröselt
1 EL Olivenöl
Salz
Pfeffer, frisch gemahlen

Zubereitung
Das Gemüse in einer Salatschüssel mischen. Aus Öl, Salz und Pfeffer eine Marinade zubereiten, über den Salat gießen und mischen.

Bunter Wintersalat
für 4 Personen ca. 185 Kalorien/Person

Zutaten
1 grüne Paprikaschote, in dünne Streifen geschnitten
1 rote Paprikaschote, in dünne Streifen geschnitten
2 Zwiebeln, in Ringe geschnitten
1 kleiner Kopfsalat, in Streifen geschnitten
200 g Spargel aus der Dose, abgetropft
3 hart gekochte Eier, in Scheiben geschnitten
1 EL Spargelwasser
1 EL Essig
3 EL Olivenöl
Salz
schwarzer Pfeffer, frisch gemahlen

Zubereitung
Paprika, Zwiebeln, Kopfsalat und Spargelstücke in einer Schüssel mischen. Die hart gekochten Eierscheiben vorsichtig daruntermischen.

Aus Spargelwasser, Essig, Olivenöl, Salz und Pfeffer eine Marinade anrühren und über den Salat schütten.

Gemischter Champignonsalat

für 4 Personen ca. 430 Kalorien/Person

Zutaten

500 g frische, weiße Champignons, in Scheiben geschnitten
300 g Spargelabschnitte aus der Dose, abgetropft
150 g tiefgekühlte Erbsen, aufgetaut
200 g gekochter Schinken, in kleine Streifen geschnitten
½ Becher Joghurt
3 EL süße Sahne
1 EL Mayonnaise
1 EL Ketchup
Salz
Pfeffer, frisch gemahlen
Zucker
Paprikapulver, edelsüß
Cayennepfeffer
2 EL frische Petersilie, gehackt

Zubereitung

Die Champignons, Spargelabschnitte, Erbsen und Schinkenstreifen in einer Schüssel mischen.

Aus Joghurt, Sahne, Mayonnaise, Ketchup, Salz, Pfeffer, Zucker, Paprikapulver und Cayennepfeffer eine Salatsoße anrühren und über die Mischung geben und leicht vermengen.

Mit frischer Petersilie bestreut servieren.

Würziger Wachsbohnensalat

für 4 Personen ca. 330 Kalorien/Person

Zutaten

750 g Wachsbohnen, in Stücke geschnitten
250 g grüne Bohnen, in Stücke geschnitten
Salz
1 Bund Bohnenkraut
3 EL Weinessig
4 EL Olivenöl
Salz
Pfeffer, frisch gemahlen
Zucker
Cayennepfeffer
1 TL Senf
Speisewürze
3 Zwiebeln, in Ringe geschnitten
1 Bund Petersilie, gehackt
1 Zweig Bohnenkraut

Zubereitung

Die Bohnen in wenig Salzwasser und mit dem Bohnenkraut in etwa 20 Minuten dünsten. Abschütten, aber das Kochwasser zurückhalten.

Aus Essig, Bohnenbrühe, Öl, Salz, Pfeffer, Zucker, Cayennepfeffer, Senf und Speisewürze eine Marinade anrühren. Die noch warmen Bohnen mit den Zwiebelringen mischen, und die Marinade darüber geben und gut mischen. Eine halbe Stunde ziehen lassen.

Vor dem Servieren mit der Petersilie vermischen. Mit dem Zweig Bohnenkraut garnieren und servieren.

Avocado-Fruchtsalat

für 4 Personen ca. 460 Kalorien/Person

Zutaten

1 reife Avocado
Zitronensaft
1 reife Birne
1 Apfelsine
200 g Weintrauben
1 kleine Dose Ananas (Fruchteinwaage 145 g), abgetropft
¼ l Sahne

Zubereitung

Die Birne und schälen, halbieren und von den Kernen befreien. In dünne Scheiben schneiden und diese, falls sie sehr lang sind, nochmals quer halbieren.

Die Orange ebenfalls schälen, in Spalten teilen und von der weißen Haut befreien.

Die Weintrauben halbieren und von den Kernen befreien.

Die Avocado schälen, halbieren und den Kern entfernen. In Scheiben schneiden und sofort mit Zitronensaft beträufeln.

Die Ananasscheiben in mundgerechte Stücke schneiden.

Alle Zutaten in eine Schüssel geben und vorsichtig vermischen. Kaltstellen.

Die Sahne leicht schlagen.

Die Obst-Avocado-Mischung auf vier Pokale verteilen. Die Sahne darüber geben und servieren.

Suppen

Französische Kressesuppe

für 4 Personen ca. 170 Kalorien/Person

Zutaten

1 l Fleisch- oder Gemüsebrühe
500 g Kartoffeln
200 g Kresse, gehackt
Salz
½-1 EL Butter
etwas Kerbel, gehackt
frisch geröstete Brotwürfel

Zubereitung

Die Kartoffeln mit der Schale in dünne Scheiben schneiden und in der Brühe bei kleiner Hitze weichkochen. Mit dem Mixstab oder dem Kartoffelstampfer zerkleinern. Die Kresse dazugeben und noch ein paar Minuten kochen lassen. Dann den Kerbel hinzufügen. Die Butter darunter rühren, gegebenenfalls mit etwas Salz abschmecken.

Mit den frisch gerösteten Brotwürfeln garniert servieren.

Gemüse-Minestrone

für 2 Personen ca. 400 Kalorien/Person

Zutaten

75 g Vollkorn-Suppennudeln
Salz
400 g weiße Bohnen aus der Dose
1 EL Öl
1 mittlere Zwiebel. gehackt
2 Knoblauchzehen, gehackt
1 Stange Staudensellerie, in dünne Scheiben geschnitten
1 Stange Porree, in Ringe geschnitten
2 Zucchini, gewürfelt
100 g Kohl, in Streifen geschnitten
2 mittlere Tomaten, gewürfelt
600 ml Gemüsebrühe
50 g Tiefkühlerbsen
Salz
Pfeffer
25 g Parmesankäse, gerieben

Zubereitung

Die Nudeln gemäß Packungsanleitung in kochendem Salzwasser *al dente* kochen, mit kaltem Wasser kurz spülen, abtropfen lassen und zur Seite stellen.

Die Bohnen über einem Sieb abschütten, kalt abspülen und abtropfen lassen.

Das Öl in einem genügend großen Topf erhitzen und Zwiebeln und Knoblauch darin glasig werden lassen. Dann Staudensellerie,

Porree, Zucchini und Kohl hinzugeben und 2-3 Minuten mitschmoren lassen.

Die Brühe angießen, aufkochen lassen und bei niedriger Hitze etwa 12 Minuten kochen lassen. Die tiefgekühlten Erbsen dazugeben.

Nach weiteren 3 Minuten Kochzeit die Bohnen, Tomaten und Nudeln dazugeben und nochmals kurz aufkochen lassen.

Mit Salz und Pfeffer würzen und mit dem geriebenen Parmesan bestreut servieren.

Deftige Kartoffelsuppe

für 4 Personen ca. 460 Kalorien/Person

Zutaten

750 g Kartoffeln, geschält
2 Zwiebeln, gehackt
1 Bund Suppengrün, klein geschnitten
2 EL Öl
100 g geräucherter Speck, klein gewürfelt
1½ heiße Fleischbrühe
weißer Pfeffer
2 TL Majoran
6 EL Kartoffelpüreepulver
frische Kräuter

Zubereitung

Die Kartoffeln waschen, in eine Schüssel geben, mit einem feuchten Tuch bedecken und zur Seite stellen.

Das Öl in einem genügend großen Topf heiß werden lassen. Den Speck darin auslassen. Zwiebeln und Suppengrün dazugeben und 5 Minuten mit andünsten. Die Fleischbrühe angießen. Mit Pfeffer und Majoran würzen.

Die Kartoffeln in Würfel schneiden und in die Brühe geben. Alles zugedeckt 35 Minuten kochen lassen. Wer mag, kann einen Teil der Suppe dann durch ein Sieb streichen oder mit dem Mixstab pürieren. Dann wieder zur restlichen Suppe geben und das Kartoffelpüreepulver einstreuen und untermischen. Kurz ziehen lassen und mit reichlich frischen Kräutern bestreut servieren.

Pikante Tomatensuppe mit Schuss

für 4 Personen ca. 150 Kalorien/Person

Zutaten

½ l Tomatensaft

½ l gute Fleischbrühe

6-8 Oliven ohne Kern, klein geschnitten

½ TL Paprikapulver, rosenscharf

einige Spritzer Tabasco

frische Kräuter (z. B. Basilikum, Thymian, Majoran, Rosmarin, etc.), gehackt

Salz

Pfeffer

4 kleine Scheiben Weißbrot

2-3 EL Öl

4 EL Cognac

Zubereitung

Tomatensaft und Brühe erhitzen. Die klein geschnittenen Oliven dazugeben. Die Suppe mit den Kräutern und den Gewürzen pikant abschmecken.

Das Weißbrot in kleine Würfel schneiden. Das Öl in einer Pfanne heiß werden lassen und die Brotwürfel darin goldgelb rösten. Auf vier Suppentassen verteilen. Den Cognac leicht erwärmen und in jede Tasse einen Esslöffel geben und gleich anzünden. mit der sehr heißen Suppe ablöschen.

Fischsuppe mit Meeresfrüchten

für 4 Personen ca. 300 Kalorien/Person

Zutaten

3 EL Öl
1 Zwiebel, gewürfelt
2 Stangen Porree, fein in Ringe geschnitten
Salz
frisch gemahlener Pfeffer
1 Lorbeerblatt
¾ l Instant-Brühe
¼ l Weißwein
250 g Schollenfilet, in Stücke geschnitten
180 g Muscheln aus der Konserve, abgetropft
125 g Krabbenfleisch
Zitronensaft

Zubereitung

Das Öl in einem Topf erhitzen. Die Zwiebel und den Porree darin anbraten und die Gewürze dazugeben. Mit der Brühe ablöschen und den Wein dazugeben. Den Fisch in die Suppe geben und etwa 20 Minuten bei geringer Hitze garen lassen. Dann die Muscheln und das Krabbenfleisch hinzufügen. Kurz in der Suppe warm werden lassen, aber nicht mehr kochen. Mit Zitronensaft abschmecken und gleich servieren.

Spinatsuppe mit Käse

für 4 Personen ca. 280 Kalorien/Person

Zutaten

40 g Butter
1 Zwiebel, gewürfelt
30 g Mehl
1 l Fleischbrühe
500 g Tiefkühlspinat
Salz
frisch gemahlener Pfeffer
Muskat
100 g alter Goudakäse, gerieben

Zubereitung

Die Butter in einem Topf zerlassen und darin die Zwiebelwürfel glasig werden lassen. Das Mehl dazugeben und leicht anrösten. Mit der Fleischbrühe aufgießen und die Suppe zum Kochen bringen. Den tiefgefrorenen Spinat dazugeben und in der Suppe auftauen lassen.

Vor dem Servieren die Suppen mit den Gewürzen abschmecken, den Goudakäse mit dem Schneebesen einrühren und servieren.

Kalte Joghurtsuppe

für 6 Personen ca. 235 Kalorien/Person

Zutaten

150 g Weizenmischbrot oder Vollkornbrot
1 Salatgurke (ca. 500 g), geschält
2 Knoblauchzehen
1 Zwiebel, in Stücke geschnitten
2 EL Öl
1/8 l Fleischbrühe
4 Becher Joghurt (à 150 g)
frische Minze, fein gehackt
etwas Dill, kleingezupft
Salz
frisch gemahlener Pfeffer
etwas Dill oder Minze zum Garnieren

Zubereitung

Das Brot in kaltem Wasser einweichen.
Die Salatgurke in feine Streifen schneiden.

Das Brot gut ausdrücken und in eine Schüssel geben. Die Knoblauchzehen und die Zwiebel dazugeben und mit dem Mixstab pürieren. Nach und nach das Öl dazugeben und mitpürieren. Dann die Brühe und den Joghurt in die Mischung schütten und unterrühren.

Die Minze und den Dill in die Suppe geben. Ebenso die Gurkenstücke (einige zum Garnieren zurückhalten). In den Kühlschrank stellen und eine Stunde ziehen lassen.

Mit Salz und Pfeffer würzen und mit dem restlichen Gurkenstücken und Kräutern garniert servieren.

Hauptgerichte

Gegrilltes Hähnchen mit Rohkostsalat

für 1 Person *ca. 480 Kalorien*

Zutaten

½ Hähnchen
1 EL Sonnenblumenöl
Salz
Pfeffer
Paprikapulver rosenscharf
etwas geriebene Zwiebel
Majoran
Rosmarin
Kümmel, gemahlen
100 g Möhren, geschält
½ Apfel, entkernt
1 EL Zitronensaft
50 g Kopf- oder Feldsalat
½ Magermilchjoghurt
Balsamico-Essig
Salz
Pfeffer
Schnittlauch, gehackt

Zubereitung

Das Öl mit den Gewürzen und Kräutern gut vermischen, das Hähnchen damit bestreichen und grillen oder in der Pfanne von beiden Seiten braten.

Für den Möhrensalat die Möhren und den halben Apfel raspeln und mit dem Zitronensaft mischen.

Für den grünen Salat wird eine Soße aus dem Joghurt, den Gewürzen und den Kräutern zubereitet.

Scharfe exotische Reispfanne

für 2 Personen ca. 420 Kalorien/Person

Zutaten

250 g Hähnchenbrustfilets, in feine Streifen geschnitten
1 EL Sesamöl
1 TL Currypulver, scharf
1 rote Chilischote, am besten frisch, gehackt
200 g frisches Ananasfruchtfleisch, gewürfelt
1 Stange Porree, in Ringe geschnitten
1 mittlere rote Paprikaschote, klein gewürfelt
1 Stückchen frischer Ingwer, geschält und gerieben
1 Knoblauchzehe, fein gehackt
200 g Naturreis, gekocht
Salz
Pfeffer
1 Limone, in dünne Spalten geschnitten

Zubereitung

In einer Schüssel das Öl mit dem Currypulver und dem Chili vermischen. Die Hähnchenstreifen dazugeben und alles gut mischen. Zum Marinieren zur Seite stellen.

Die Ananasstücke in einer beschichteten, heißen Pfanne ohne Fett kurz anbraten und leicht von allen Seiten bräunen lassen. Herausnehmen und zur Seite stellen.

Die Pfanne mit einem Küchenpapier auswischen. In derselben Pfanne die Hähnchenstreifen kurz rundum kräftig anbraten. Porree und Paprika dazugeben und ebenfalls kurz anbraten. Ingwer und Knoblauch dazugeben und nochmals ganz kurz unter ständigem Rühren anbraten lassen.

Die Ananaswürfel und den Reis dazugeben und 4-5 Minuten mitschmoren lassen. Mit Salz und Pfeffer würzen. Mit den Limonenspalten garniert servieren.

Schweineschnitzel mit Rosenkohl und Salzkartoffeln

für 1 Person *ca. 400 Kalorien*

Zutaten

1 mageres Schweineschnitzel (ca. 150 g)
Salz
Pfeffer
Paprika, rosenscharf
175 g Rosenkohl, tiefgefroren
etwas Salz oder Streuwürze
100 g Kartoffeln, geschält

Zubereitung

Die Kartoffeln mit Salzwasser aufsetzen und in ca. 20 Minuten gar kochen.
Wasser mit etwas Salz oder Streuwürze aufkochen und den tiefgefrorenen Rosenkohl darin gar kochen.

Das Schweineschnitzel mit Salz, Pfeffer und Paprikapulver würzen und in einer beschichteten Pfanne von beiden Seiten braten.

Leckerer Schwarzwurzel-Eintopf

für 4 Personen ca. 500 Kalorien/Person

Zutaten

1 kg Schwarzwurzeln
Mehl
Essig
60 g Pflanzenfett
500 g Kalbfleisch ohne Knochen, in Würfel schneiden
2 Zwiebeln, fein gehackt
Salz
Pfeffer, frisch gemahlen
¼ l heißes Wasser
400 g Kartoffeln, geschält und gewürfelt
1 Packung Bratensoße
¼ l Wasser

Zubereitung

Aus kaltem Wasser, Mehl und einem guten Schuss Essig eine Beize für die Schwarzwurzeln herstellen, damit sie geschält nicht braun werden. Dann die Schwarzwurzeln unter fließendem Wasser gut waschen und abbürsten. Mit einem Schälmesser schälen und sofort in die Beize legen.

Das Pflanzenfett heiß werden lassen und darin das Fleisch rundherum anbraten. Dann die Zwiebeln dazugeben und alles bräunen lassen. Mit Salz und Pfeffer würzen.

In der Zwischenzeit die Schwarzwurzeln abwaschen, in Stücke schneiden und sofort mit dem heißen Wasser zu dem Fleisch geben. Bei geringer Hitze zugedeckt in etwa 30 Minuten garen lassen.

Die Kartoffeln in den Topf geben. Die Bratensoße nach Anweisung mit dem Wasser zubereiten und ebenfalls zu der Mischung geben. Weitere 20 Minuten garen lassen und abschmecken.

Maisauflauf aus Puerto Rico

für 4 Personen ca. 430 Kalorien/Person

Zutaten

6 mittelgroße Tomaten
2 mittelgroße Zwiebeln, fein in Ringe geschnitten
1 rote Paprikaschote, in Streifen geschnitten
1 grüne Paprikaschote, in Streifen geschnitten
4 EL Olivenöl
2 kleine Dosen Maiskörner (à 285 g Einwaagegewicht) oder tiefgefroren
etwas Butter zum Einfetten
Salz
Cayennepfeffer
6 Eier
Salz
2 EL scharfe Soße
75 g Emmentaler, gerieben
2 EL frische Petersilie, gehackt

Zubereitung

Die Tomaten mit einem scharfen Messer unten kreuzweise einschneiden und mit kochendem Wasser überbrühen. Die Haut abziehen und die Stängelansätze entfernen. Vierteln.

Das Öl in einem Topf erhitzen und die Zwiebeln und den Paprika dazugeben. In etwa 10 Minuten weichdünsten lassen.

In der Zwischenzeit die Maiskörner abtropfen lassen, wenn sie aus der Dose kommen.

Eine Auflaufform mit der Butter gut ausfetten.

Den Ofen auf 220 °C vorheizen.

Tomaten und Mais zu dem anderen Gemüse in den Topf geben, vermischen und würzen. Alles in die Auflaufform geben.

Die Eier mit der scharfen Soße und etwas Salz verquirlen und über das Gemüse gießen. Den Käse auf die Oberfläche streuen und die Form in der heißen Ofen stellen. In etwas 15 Minuten überbacken.

Mit Petersilie bestreut servieren.

Makkaroni mit Auberginengemüse
für 4 Personen ca. 400 Kalorien/Person

Zutaten
1 kg Auberginen, gewaschen und gewürfelt (mit der Schale)
Salz
4 mittelgroße Tomaten
3 EL Olivenöl
2 Knoblauchzehen, fein gehackt
250 g frische Steinpilze, in Stücke geschnitten
Salz
Pfeffer, frisch gemahlen
Thymian, gehackt
Petersilie, gehackt
Schnittlauch, gehackt
200 g Makkaroni
Salz
20 g Butter
2 EL Parmesankäse, gerieben

Zubereitung

Die Auberginenwürfel in eine Schüssel geben, salzen und 15 Minuten ruhen lassen.

Die Tomaten unten kreuzweise mit einem scharfen Messer einritzen und mit kochendem Wasser überbrühen. Die Haut abziehen und die Tomaten würfeln.

Das Öl in einem Topf erhitzen und den Knoblauch kurz anbraten. Die Pilze und die abgetropften Auberginenwürfel dazugeben. Dann die

Tomatenwürfel hinzufügen. Alles zusammen etwa 15 bis 20 Minuten im geschlossenen Topf dünsten lassen.

In der Zwischenzeit die Nudeln in reichlich heißem Salzwasser nach Packungsvorgabe kochen lassen.

Das Gemüse mit Salz und Pfeffer würzen.

Das Fett in einer tiefen Pfanne zerlassen und die Nudeln darin schwenken. Auf einer Platte anrichten. Das Gemüse darüber geben und mit dem Parmesankäse und den Kräutern bestreuen. Sofort servieren.

Tatar-Brot

für 1 Person *ca. 450 Kalorien*

Zutaten

100 g frisches Tatar
1 TL Dijonsenf
1 kleines Eigelb
etwas feingehackte Zwiebel
½ TL Kapern, fein gehackt
Salz
Pfeffer
Rosenpaprika
1 Scheibe Vollkornbrot
½ EL Butter
1 Gewürzgurke

Zubereitung

Das Tatar mit Senf, Eigelb, Zwiebel und Kapern mischen. Mit Salz, Pfeffer und Rosenpaprika abschmecken und der Gewürzgurke garnieren.

Eine Scheibe Vollkornbrot mit der Butter bestreichen und zum Tatar reichen.

Fischsalat

für 4 Personen ca. 380 Kalorien/Person

Zutaten

750 g Rotbarschfilet
Salz
1 Lorbeerblatt
5 Pfefferkörner
500 g Salatgurke, längs halbiert und in dünne Scheiben geschnitten
2 rote Paprikaschoten, in Streifen geschnitten
260 g Gemüsemais aus der Dose, abgetropft
1 Becher Magermilchjoghurt
5 EL Ketchup
1 EL Mayonnaise
Salz
Pfeffer, frisch gemahlen
Paprikapulver, edelsüß
Cayennepfeffer
etwas Zucker
Speisewürze

Zubereitung

Den Fisch unter kaltem, fließendem Wasser säubern und in Salzwasser mit dem Lorbeerblatt und den Pfefferkörnern in ca. 15 Minuten dünsten. Abtropfen und abkühlen lassen. Mit einer Gabel zerpflücken.

Dann den Fisch mit den Gurkenscheiben, dem Paprika und dem Mais mischen.

Aus Joghurt, Ketchup, Mayonnaise, Salz, Pfeffer, Paprikapulver und Cayennepfeffer eine Soße rühren. Mit Zucker und Speisewürze abschmecken und über den Salat geben und vermischen.

Abendessen oder leichte Gerichte

Gemüsepfanne – bunt gemischt

für 1 Person *ca. 270 Kalorien*

Zutaten

½ EL Sonnenblumenöl
1 mittlere Zwiebel, gewürfelt
1 Knoblauchzehe, gehackt
1 Paprikaschote, in Streifen geschnitten
etwas Wasser
150 g frische Champignons, in Scheiben geschnitten
2 Tomaten, geachtelt
Salz
Pfeffer
Petersilie
1 Scheibe Vollkornbrot

Zubereitung

Die Zwiebel in dem Öl anbraten. Den Knoblauch und die Paprikaschote dazugeben. Etwas Wasser angießen und das Gemüse fast gar dünsten lassen. Dann die Champignons und die Tomaten dazugeben. Alles zusammen garen lassen. Mit Salz, Pfeffer und Petersilie würzen.

Das Gemüse auf der Scheibe Vollkornbrot anrichten.

Gemüse-Frittata

für 2 Personen ca. 200 Kalorien/Person

Zutaten

2 Tomaten
1 Knoblauchzehe, halbiert
1 EL Olivenöl
1 Zwiebel, gewürfelt
1 kleine gelbe Paprikaschote, in feine Streifen geschnitten
1 kleine Zucchini, längs halbiert und in dünne Streifen geschnitten
4 frische, weiße Champignons, in dünne Scheiben geschnitten
etwas frischer Thymian, fein gehackt
2 Eier
2 EL saure Sahne
Salz
Pfeffer
etwas glatte Petersilie, grob gehackt

Zubereitung

Die Tomaten unten mit einem scharfen Messer kreuzweise einschneiden, kurz in kochendes Wasser tauchen, kalt abspülen und die Haut abziehen. Würfeln.

Eine beschichtete Pfanne mit der halbierten Knoblauchzehe ausreiben. Das Öl in der Pfanne erhitzen und Zwiebelwürfel darin dünsten.

Paprikastreifen hinzufügen und 2-3 Minuten schmoren lassen. Zucchini, Champignons, Tomatenwürfel und Thymian hinzufügen und nochmals etwa 3 Minuten dünsten lassen.

Währenddessen die Eier und die saure Sahne verquirlen und mit Salz und Pfeffer würzen. Die Eimischung über das Gemüse gießen und nun bei kleiner Hitze in 5-8 Minuten stocken lassen. Die Petersilie vor dem endgültigen Stocken darüber streuen.

Überbackene Fenchelknolle

für 1 Person *ca. 310 Kalorien*

Zutaten

1 mittelgroße Fenchelknolle
etwas Salz
30 g gekochter Schinken, in Scheiben
1 Scheibe Greyerzer-Käse (ca. 30 g)

Zubereitung

Die Fenchelknolle halbieren und in Wasser mit wenig Salz in ca. 30 Minuten gar kochen. Abtropfen lassen. In eine feuerfeste Auflaufform legen, mit dem gekochten Schinken und dann dem Käse belegen und im Backofen bei Oberhitze überbacken, bis der Käse goldgelb wird.

Leberkäse

für 4 Personen *ca. 390 Kalorien/Person*

Zutaten

4 Scheiben Leberkäse à 100 g
70 g Tomatenmark
2 säuerliche Äpfel
etwas Zitronensaft

75 g Edamer Käse, gerieben
frischer Dill

Zubereitung

Die Scheiben Leberkäse in eine Auflaufform oder auf ein Blech legen. Jede Scheibe Leberkäse von einer Seite mit dem Tomatenmark bestreichen.

Den Backofen auf 200 °C vorheizen.

Die Äpfel schälen, grob raspeln und mit Zitronensaft beträufeln. Auf dem Leberkäse verteilen. Den geriebenen Käse darüberstreuen.

Im heißen Backofen etwa 15 Minuten überbacken oder einige Minuten grillen, bis der Käse goldbraun geworden ist.

Mit Dill bestreut servieren.

Frischer Kartoffelsalat mit Frankfurter Würstchen

für 2 Personen ca. 370 Kalorien/Person

Zutaten

400 g frische Kartoffeln mit Schale
¼ l heiße Gemüsebrühe
1 große Zwiebel, gewürfelt
2 Gewürzgurken, gewürfelt
1 großer Bund Radieschen (150 g), in Scheiben geschnitten
2 EL gemischte Kräuter, gehackt
2 Frankfurter Würstchen
1 EL Meerrettich

Zubereitung

Kartoffeln mit der Schale kochen, pellen und in dünne Scheiben schneiden. Mit der Gemüsebrühe übergießen und ziehen lassen.

Wenn die Kartoffeln abgekühlt sind, die Zwiebel, die Gewürzgürkchen, die Radieschen und die Kräuter dazugeben und alles gut vermischen. Nochmals gut durchziehen lassen.

Mit den heißen Frankfurter Würstchen und dem Meerrettich servieren.

Joghurt mit frischem Gemüse

für 1 Person ca. 300 Kalorien

Zutaten

50 ml saure Sahne
2 Becher Magermilch-Joghurt
Salz
Pfeffer
Senf
frische Kräuter
1 TL Zitronensaft
½ kleine Salatgurke
1 kleine grüne Paprikaschote
1 kleine Zwiebel
100 g frische Champignons
2 mittlere Tomaten
1 hart gekochtes Ei, gehackt
frische Kresse

Zubereitung

Das Gemüse würfeln. Sahne und Joghurt vermischen, mit Salz, Pfeffer, Senf, frischen Kräutern und Zitronensaft vermischen. Alles unter die Joghurtmischung heben. Zum Schluss das gehackte Ei unterheben und mit der Kresse bestreuen.

Spargelplatte mit Ei

für 1 Person *ca. 300 Kalorien*

Zutaten

500 g frischer Spargel
etwas Salz
10 g Margarine
1 EL Semmelbrösel
1 hart gekochtes Ei, gehackt
2 mittlere Tomaten, gewürfelt

Zubereitung

Den Spargel in kochendem Salzwasser garen.

Die Semmelbrösel in der Margarine rösten lassen.

Den Spargel auf einem Teller anrichten, die Semmelbrösel, das Ei und die Tomatenwürfel darübergeben.

Gefüllte Gurken

für 4 Personen ca. 150 Kalorien/Person

Zutaten

1 Salatgurke (ca. 500 g)
100 g Doppelrahm-Frischkäse
Tomatenpaprikastreifen aus der Konserve, abgetropft und klein geschnitten
75 g gekochter Schinken, fein gewürfelt
Salz
Pfeffer, frisch gemahlen
Paprikapulver, edelsüß
etwas Tabasco
einige Sträußchen frischer Dill

Zubereitung

Die Gurke in der Mitte quer durchschneiden. Mit einem Teelöffel die Kerne aushöhlen. Einen Teil des Ausgehöhlten für die Füllung verwahren.

Für die Füllung den Frischkäse, Tomatenpaprika, Schinken und einen Teil des Ausgehöhlten der Gurke, das vorher klein geschnitten wurde, in einer Schüssel vermischen. Mit den Gewürzen und der Tabasco-Soße pikant abschmecken.

Die beiden Gurkenhälften mit der Käsemischung füllen. Das geht am besten mit einem Teelöffel, mit dem man die Mischung immer wieder gut festdrückt.

Dann die Gurke 10-15 Minuten in den Kühlschrank legen. Danach kann sie in ca. 1 cm dicke Scheiben geschnitten werden. Mit dem Dill garnieren.

Hühnersalat mit Obst

für 4 Personen ca. 230 Kalorien/Person

Zutaten

1 Knolle Sellerie
1 Hühnerbrust, gekocht
2 säuerliche Äpfel
2 Grapefruits
4 EL saure Sahne
Salz
Pfeffer, frisch gemahlen
1 TL Ketchup
8 Salatblätter
30 g Pistazien, gehackt
4 Kirschen
8 Pfefferminzblätter

Zubereitung

Die Sellerieknolle und das Huhn in Streifen schneiden und in eine Schüssel geben.

Die Äpfel schälen, entkernen und in feine Spalten schneiden. Die Grapefruit halbieren und das Fruchtfleisch herauslösen. Von der Haut befreien und in Stücke schneiden. Beides zu der Huhn-Sellerie-Mischung geben.

Aus saurer Sahne, Salz, Pfeffer und Ketchup eine Soße rühren und über die Mischung geben. Gut vermischen.

Auf vier Teller je zwei Salatblätter legen, den Salat darauf verteilen. Mit gehackten Pistazien, Kirschen und Pfefferminzblättern garniert servieren.

Süßspeisen

Obstsalat mit Joghurtsoße

für 2 Personen ca. 180 Kalorien/Person

Zutaten

1 Orange, enthäutet und in Stücke geschnitten
1 Banane, in Scheiben geschnitten
1 Apfel mit der Schale, geviertelt und in Scheiben geschnitten
½ Scheibe frische Ananas, gewürfelt
2 EL gehackte Haselnüsse
etwas Zitronensaft
1 EL Honig
1 Becher Magermilchjoghurt
2 EL Sahne
½ EL Zitronensaft
1 EL Orangensaft
1 EL Honig

Zubereitung

Das Obst mit den Haselnüssen mischen und mit dem Zitronensaft und dem Honig abschmecken. In zwei Portionsschalen geben.

Aus Joghurt, Sahne, Zitronensaft, Orangensaft und Honig eine Soße anrühren und über den Obstsalat geben.

Erdbeer-Rhabarber-Pudding

für 6 Personen ca. 290 Kalorien/Person

Zutaten

1 kg Rhabarber, in mundgerechte Stücke geschnitten
150 g Zucker
12 Blatt Gelatine
0,2 l frischer Orangensaft
500 Erdbeeren
0,2 l Sahne, steif geschlagen

Zubereitung

Den Rhabarber mit dem Zucker bestreuen und Saft ziehen lassen. Bei kleiner Hitze 10 Minuten kochen lassen, bis der Rhabarber weich ist. Dabei gelegentlich umrühren.

Die Gelatine in kaltem Wasser 5 Minuten einweichen lassen und zu dem warmen Rhabarber geben. Umrühren.

Den Orangensaft ebenfalls unter den Rhabarber mischen.

Von den Erdbeeren einige schöne Exemplare zur Dekoration zurückbehalten. Den Rest in dünne Scheiben schneiden und unter den Rhabarber mischen.

Eine Puddingform mit Wasser ausspülen und die Mischung hineingeben. In den Kühlschrank stellen. Nach zwei bis drei Stunden sollte sie fest sein.

Wer den Pudding stürzen will, kann dies nun tun. Dazu die Form kurz in heißes Wasser tauchen und auf eine Servierplatte stürzen.

Mit den zurückbehaltenen Erdbeeren und der Schlagsahne garnieren und servieren.

Überbackene Mango-Quark-Creme

für 4 Personen ca. 240 Kalorien/Person

Zutaten

500 g frisches Mangofruchtfleisch, gewürfelt
250 g Speisequark (20 % Fett)
2 Eier
1½ EL Zucker
Saft einer halben Zitrone
2 EL Mandelblättchen

Zubereitung

Den Backofen auf 200 °C vorheizen.

Den Quark mit Eigelb, einem Esslöffel Zucker und dem Zitronensaft gut verrühren. Die Mangowürfel zu der Mischung geben. Die Mischung in eine große oder 4 kleine feuerfeste Auflaufformen geben.

Das Eiweiß fast steif schlagen, den restlichen Zucker daruntermischen und weiterschlagen, bis das Eiweiß steif ist. Oben auf die Creme geben.

Mit den Mandelblättchen bestreuen und im vorgeheizten Backofen etwa 10 Minuten überbacken. Der Eischnee sollte goldbraun werden.

Mandarinen-Joghurt

für 1 Person *ca. 250 Kalorien*

Zutaten

1 Becher Vollmilchjoghurt (150 g)
1 TL Honig
1 Mandarine, geschält
1 TL Sonnenblumenkerne

Zubereitung

Den Joghurt in eine Schale geben und mit dem Honig verrühren.

Das Fruchtfleisch der Mandarine von der weißen Haut lösen und zum Joghurt geben.

Mit Sonnenblumenkernen bestreut servieren.

Hüttenkäse mit Pfirsich

für 1 Person *ca. 250 Kalorien*

Zutaten

1 großer oder zwei kleine Pfirsiche
100 g Hüttenkäse
1 TL Honig
Zimt
5 Mandelkerne, gehackt

Zubereitung

Den Pfirsich in kleine Stücke schneiden und unter den Hüttenkäse mischen. Den Honig unterrühren und alles mit Zimt abschmecken. Mit den gehackten Mandelkernen bestreuen.

Orangencreme

für 8 Personen ca. 145 Kalorien/Person

Zutaten

6 Blatt Gelatine
2 frische Eier
2 frische Eiweiß
1 TL Zitronensaft
100 g Zucker
250 g Quark (0,2 % Fett)
3-4 EL Grenadinesirup
1 Bio-Orange
3 große Saftorangen
1 EL gehackte Walnusskerne

Zubereitung

Die Gelatine in genügend kaltem Wasser einweichen.

Die Eier trennen. Die Eiweiße mit dem Zitronensaft zu steifem Schnee schlagen. Den Zucker nach und nach einstreuen und so lange weiterschlagen, bis er sich aufgelöst hat.

Die Schale der Bio-Orange reiben.

Die Eigelbe mit dem Quark und 2-3 Esslöffel des Grenadinesirups und der abgeriebenen Orangenschale verrühren.

Die Saftorangen auspressen. Zwei Esslöffel des Saftes heiß werden lassen und damit die ausgedrückte Gelatine auflösen. Zusammen mit dem restlichen Orangensaft unter die Quarkmasse mischen. Dann den Eischnee darunter heben.

Die Creme auf acht Portionsschälchen verteilen und mindestens zwei Stunden kaltstellen.

In der Zwischenzeit Orangenfilets aus der Bio-Orange schneiden und die Creme damit garnieren. Mit dem Rest des Grenadinesirups beträufeln und mit den gehackten Nüssen bestreuen.

Apfelreis

für 4 Personen ca. 260 Kalorien/Person

Zutaten

½ l fettarme Milch

die Schale einer ½ unbehandelten Zitrone

1 Prise Salz

1 Vanillestange

100 g Milchreis

3 kleine Äpfel

150 ml Apfelsaft

2 EL Apfeldicksaft

40 g kandierter Ingwer, fein gewürfelt

4 EL Joghurt (3,5 % Fett)

Zubereitung
Milch, Zitronenschale, Salz, Vanillestange und Milchreis zusammen aufsetzen und zum Kochen bringen.

Zwei Äpfel schälen, entkernen und in feine Würfel schneiden. Die Apfelwürfel zum Reis geben und noch 10 Minuten auf kleiner Hitze garen lassen.

Den dritten Apfel entkernen, in Spalten schneiden und im Apfelsaft und Apfeldicksaft in 2-3 Minuten weich dünsten.

Die Zitronenschale und die Vanillestange aus dem Reis nehmen. Joghurt und Ingwer zu dem Reis geben.

Auf vier Gläser oder Portionsschüsseln verteilen. Die Apfelspalten mit dem Sirup darübergeben.

Dieser Apfelreis kann heiß oder kalt serviert werden.

Getränke

Ingwertee

für 1 Liter Tee *0 Kalorien*

Zutaten

1 l Wasser
70 g frischer Ingwer
1 unbehandelte Zitrone

Zubereitung

Das Wasser zum Kochen bringen.

Das Stück Ingwerknolle schälen und in dünne Scheiben schneiden. In eine genügend große Teekanne geben.

Die Zitrone in dünne Scheiben schneiden und zu den Ingwerscheiben in die Teekanne geben.

Wenn das Wasser kocht, es in die Teekanne gießen und die Mischung gut ziehen lassen (mindestens 5 Minuten).

Wenn du den Tee in der Essensphase genießen willst, kannst du ihn etwas abgekühlt mit Honig süßen.

Rosmarintee mit Grapefruit

für 1 Person *ca. 10 Kalorien*

Zutaten

1 Zweig frischer Rosmarin
1 Beutel grüner Tee
200 ml heißes Wasser
½ kleine Grapefruit, ausgepresst

Zubereitung

Den Rosmarinzweig abspülen, trocknen und in ein Teeglas geben. Den Teebeutel dazugeben und mit 200 ml heißem Wasser auffüllen. Ziehen lassen.

Den Teebeutel entfernen. Den Grapefruitsaft zum Tee geben und genießen.

Wenn du es vorziehst, kannst du den Tee mit Honig süßen, aber dann hat er mehr Kalorien.

Chili-Minz-Tee

für 1 Person *0 Kalorien*

Zutaten

½ getrocknete oder frische rote Chilischote
250 ml Wasser
die Schale von ½ ungespritzten Zitrone, spiralenförmig
3 frische Minzblätter
2 TL Rooibostee

Zubereitung

Die Chilischote in feine Ringe schneiden. In einen Topf geben zusammen mit dem Wasser, der Zitronenschale, den Minzblättern und dem Rooibostee. Aufkochen lassen und fünf Minuten ziehen lassen. Den Tee durch ein Sieb in eine Tasse oder ein Glas gießen.

Spinat-Grapefruit-Smoothie

für 1 Person *ca. 50 Kalorien*

Zutaten

125 g Grapefruit-Fruchtfleisch
40 g frischer Blattspinat
einige Eiswürfel

Zubereitung

Das Fruchtfleisch der Grapefruit zusammen mit den Spinatblättern und den Eiswürfeln in einen Mixer geben und gut schredden. In ein großes Glas gießen und genießen.

Papaya-Orangen-Drink

für 1 Person *ca. 140 Kalorien*

Zutaten

100 g reifes Papayafruchtfleisch, grob gewürfelt
1 Orange, ausgepresst
4 Haselnusskerne, gerieben

Zubereitung

Alle Zutaten in einen Mixer geben und gut zermixen.

Gesunder Gurkendrink

für 1 Person *ca. 160 Kalorien*

Zutaten

½ Bund frischer Dill
1 sehr kleine Salatgurke, geschält und in kleine Würfel geschnitten
2-3 EL Magermilchjoghurt oder fettarme Dickmilch (1,5 %)
2 EL Instant Haferflocken
150 ml Molke
etwas Kresse
etwas Zitronensaft
ein Spritzer Tabasco

Zubereitung

Die Dillstängel grob hacken und die zarten Spitzen zur Seite stellen.

Gurke, Dillstängel, Joghurt oder Dickmilch, Haferflocken und Molke im Mixer pürieren. Die Dillspitzen und die Kresse untermischen, aber nicht mehr mixen, und mit Zitronensaft und Tabasco abschmecken.

Orangen-Aprikosen-Shake

für 2 Personen ca. 160 Kalorien/Person

Zutaten

6 getrocknete Aprikosen, fein gewürfelt
¼ l Orangensaft
1 EL Instant Haferflocken
4 EL fettarmer Joghurt (0,1 % Fett)
1 Päckchen Vanillezucker

Zubereitung

Die Aprikosenstückchen mindestens 2 Stunden in 2-3 Esslöffel Orangensaft einweichen.

Danach den restlichen Saft, die Aprikosenstücke, die Haferflocken und den Joghurt im Mixer pürieren. Mit Vanillezucker abschmecken.

Fazit

Ist Intervallfasten eine lohnende Alternative zu den anderen Diäten? Ja, ganz bestimmt!

Schon kurze Fastenzeiten haben bereits einen positiven Effekt auf unsere Gesundheit und helfen uns langfristig, überflüssige Pfunde zu verlieren. Natürlich sind längere Fastenzeiten noch besser.

Probier einfach aus, welche die für dich beste Methode ist. Wichtig ist, dass sie in deinen Lebensstil passt und dir die gewünschten Resultate bringt. Lass dich nicht durch einen anfänglichen Umstellungsprozess von deinem Plan abbringen. Du musst erst einmal herausfinden, welches dein bestes Fastenfenster ist, ob du frühstücken willst oder nicht, oder ob du vielleicht doch lieber ganze Tage in der Woche fasten willst. Das muss alles erst definiert und ausprobiert werden.

Finde deinen eigenen Weg zu einem gesünderen Leben! Wir wünschen dir viel Spaß dabei.

Sollte Dir mein Buch gefallen haben,....

...dann gebe gerne eine positive Rezension auf Amazon.de ab und helfe Anderen dabei, in den Genuss dieses Buches zu kommen.

Schaue Dir auch, lieber Leser, doch gerne meine anderen Bücher an. Diese werden dir einen ähnlichen Mehrwert bieten wie dieses Werk, das verspreche ich dir!

Deine Isabella Dresner

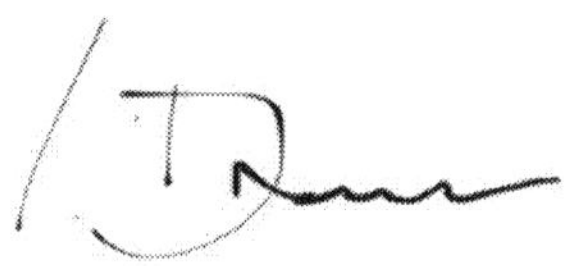

Kontakt: Patrick Ziegler/Hintermeierstraße 21a/80999 München
Covergestaltung: Germancreative
Coverfoto: depositphotos

37217141R10090

Printed in Poland
by Amazon Fulfillment
Poland Sp. z o.o., Wrocław